TEIL 1:

DIE ANKUNFT

Vierhundertfünfundsiebzig Kilometer

Es ist Viertel vor fünf. Ich wache auf, noch bevor mein Wecker klingelt. An jedem anderen Tag würde ich fluchen ob der mir geraubten Schlafzeit. Aber nicht heute. Heute bin ich sogar erleichtert darüber.

Es ist ein Donnerstag Anfang Februar. Ich habe die letzte Nacht bei meinen Eltern in Hanau, in meinem alten Kinderzimmer verbracht und bin erst knapp dreieinhalb Stunden zuvor eingeschlafen. Müde und gerädert schleppe ich mich aus dem Bett und schlurfe langsam ins Bad. Im Spiegel erblicke ich einen Panda: Meine Augenringe sind unübersehbar. Die Augen hingegen – leer. Das Gesicht ist aufgedunsen, das Doppelkinn deutlich zu sehen. Das gelbliche Licht im Badezimmer lässt meine Haut noch fahler und richtig ungesund aussehen.

»Ja, so siehst du aus«, sage ich zu meinem Abbild im Spiegel.

Zähne putzen, duschen, meinen Lieblings-Hoodie nebst Jeans anziehen, Kaffee aufsetzen, frühstücken. Wortlos. Die sorgenvollen Blicke meiner Mutter, die auch aufgestanden ist, ignorieren und stattdessen den Versuch unternehmen, ein Lächeln aufzusetzen. Ein letzter Check, meine große, erst gestern Abend gepackte Sporttasche mühevoll in den Kofferraum hieven, fertig. Ich verabschiede mich knapp von meiner Mutter und setze mich ins Auto.

475 Kilometer. »Fucking fast fünfhundert Filometer.« Während ich mich über die misslungene Alliteration amüsiere, zünde ich schon nach ein paar Hundert Metern die erste Zigarette an. Die Fahrt soll mich nach Bernau am Chiemsee führen, in eine psychosomatische Klinik.

»So weit ist es also gekommen, dass ich in der Anstalt lande!«, sage ich laut und drehe die Musik auf. Ich höre mein eigenes bittersüßes Lachen, eine Mischung aus Verzweiflung, Erleichterung, Vorfreude und Resignation. Passenderweise ertönt »Bitter Sweet Symphony« aus dem Radio.

Die Klinik sprach in der telefonischen Besprechung im Vorfeld von einem Aufenthalt von sechs Wochen. Pah! Maximal vier, wenn nicht eher drei Wochen, dann bin ich wieder draußen, denke ich, während ich die Autobahnauffahrt zur A45 Richtung Aschaffenburg nehme. Haben die Menschen denn eine Ahnung, wie lange sechs Wochen sind? Angestellte Berufstätige können doch nicht einfach so sechs Wochen freinehmen! Ich werde dort ein paar Gespräche führen – mal sehen, ob ich mit der Psychologin beziehungsweise dem Psychologen gut auskomme, das könnte dann vielleicht etwas bringen, ansonsten werde ich einfach nur viel schlafen und hoffen, dass das Essen halbwegs genießbar ist. Aber immerhin: Ich bekomme regelmäßig Essen und muss nicht putzen. Das ist doch mal eine gute Perspektive!

Die A3 über Würzburg bis nach Nürnberg, die A9 über Ingolstadt bis nach München, dann die A8 Richtung Salzburg. Ich muss schwer aufpassen, dass ich nicht einschlafe. Der Schlafmangel macht sich deutlich bemerkbar. Nach fünf Stunden lustloser Fahrt inklusive zweier Kaffeepausen und sechs Zigaretten zeigt mein Navi gegen zwölf Uhr an, dass ich die Autobahn verlassen soll. Strahlende Sonne, blauer Himmel. Den Chiemsee sehe ich noch nicht. Dabei hat es auf der Karte so ausgesehen, als ob die Klinik direkt zwischen See und Autobahn liegen würde. Bin ich hier überhaupt richtig?

Bernau hat viele Hotels für die kleine Größe, wie es sich eben für einen Kurort gehört. Auffällig viele Outlets mehr oder minder bekannter Modemarken sind zu finden, ansonsten gibt es ein paar Gaststätten und kleine Läden. Sonst nichts – außer einer großen Justizvollzugsanstalt und ebenjener psychosomatischen Klinik am See. Welche Ironie. Die Abfahrt an einem Kreisverkehr entscheidet über die Unterbringung in der JVA oder in der Anstalt.

Auf den Straßen sind kaum Menschen zu sehen. Es ist ruhig. Für meinen Geschmack zu ruhig.

Das wird doch alles nichts, denke ich mir, als ich im Ort kurz anhalte, um einen Brief an meine Freundin, den ich in der Nacht zuvor geschrieben habe, bei der Post aufzugeben. Denn: Die Leute hier sprechen ein breites Bayerisch – na bravo. Ich verstehe nicht alles. Ich bin müde, ich habe Hunger, mein Rücken schmerzt von der langen Fahrt, ich will einfach nicht mehr. Ich versuche trotzdem, die nette Postbeamtin anzulächeln.

Jetzt bin ich schon so weit gefahren. Ich will mich jetzt nicht auch noch konzentrieren müssen, um die Menschen hier überhaupt richtig verstehen zu können. Alles, wirklich alles ist mir zu anstrengend.

Vielleicht sollte ich auf der Stelle umdrehen und wieder nach Hause fahren, denke ich noch, als ich in die Zielstraße einbiege und der Chiemsee sich plötzlich vor meinen Augen in seiner vollen Pracht präsentiert. Ich hatte keine wirkliche Vorstellung, wie er aussieht oder wie groß er ist – und bin daher überrascht. Noch bevor ich diesen ersten Blick auf den See verarbeiten kann, ist auch schon die Klinik zu sehen: Sie sieht aus wie eine Hotelanlage. Hat was von »Club Med« oder ähnlichen Ferienclubs. Eine Seite des Gebäudes ist komplett verglast. Fast überall sind große, dicke Vorhänge zugezogen. Kein Wunder, denn die Sonne knallt heftig herunter. Am Haupteingang steht der Name der Klinik in großen Lettern. Der Gebäudekomplex ist eine Mischung aus Tradition und Moderne. Und vor allem: Die Klinik steht direkt am Wasser.

Mit offenem Mund fahre ich auf das Gelände. Nachdem ich mein Auto auf dem Parkplatz abgestellt habe, laufe ich direkt zum See, das Gepäck lasse ich erst mal im Auto.

Das schöne Wetter lässt den See tiefblau leuchten. Enten und andere Vögel lassen sich in Ruhe treiben, manche tauchen immer wieder unter. Weiter in der Ferne erblicke ich eine Fähre auf dem Weg zu einer großen Insel. Die sanften Wellen plätschern gegen die Ufermauer. Ich atme durch. Mein Puls wird langsamer. Ich starre fünf Minuten lang auf den See hinaus und lasse mich genauso treiben wie die Enten da draußen. Die Zeit bleibt für einen Augenblick stehen.

Es ist wunderschön.

Dann gebe ich mir einen Ruck, hole meinen Koffer aus dem Auto und betrete die Klinik. Meine Schritte sind eine Spur langsamer, etwas … gemächlicher. Im Empfangsbereich sieht es aus wie in einem Hotel: Links und rechts stehen bequeme Sessel und Sofas, überall frische Blumen auf den Tischen. Eine junge, attraktive Dame (im Dirndl! Oh nein!) am Empfang lächelt mich an und stellt sich vor (ohne Dialekt! Gott sei Dank!). Sie strahlt Souveränität und Ruhe aus. Ich nenne meinen Namen, und sie weiß sofort Bescheid. Routiniert tippt sie meinen Namen und meine Ankunft in das System ein und greift zum Hörer. Keine fünf Minuten nach der Anmeldung werde ich von einer anderen, ebenso freundlichen Mitarbeiterin der Klinik abgeholt und zu meinem Zimmer geführt.

Als ich das Zimmer betrete, fällt mir auf, dass es hinter der Verglasung liegt, die ich von außen schon bewundert habe. Durch die Glasfront habe ich einen prachtvollen Ausblick auf den See. Ans Auspacken denke ich erst mal gar nicht. Ich entscheide spontan, in den ersten Tagen aus dem Koffer zu leben. Lieber genieße ich einige Minuten lang die Aussicht, bevor es zu den Erstgesprächen geht.

Die Müdigkeit, die Lustlosigkeit, die Rückenschmerzen, das Hungergefühl – alles, was mich noch vor einer Viertelstunde beschäftigt hat, nehme ich nicht mehr wahr. Ich bin aufgeregt und von den vielen neuen, frischen Eindrücken überwältigt. Ich verlasse das Zimmer und laufe wie in Trance zurück in Richtung Lobby. Ich drehe eine Runde und gehe wieder raus, um zu checken, wo es einen Zigarettenautomaten gibt – damit ich gleich weiß, wo ich hinmuss, wenn mein Vorrat aufgebraucht ist. Ich habe fünf Schachteln dabei, aber sicherlich werde ich viel mehr brauchen hier.

Während ich noch mal ans Ufer schlendere, zünde ich mir gleich eine an, aber ich rauche sie gar nicht richtig. Immer wieder zieht mich der See in den Bann, der weite Blick lässt mich noch besser runterkommen. Ich bin immer noch damit beschäftigt, die neuen Eindrücke zu verarbeiten. Es ist eine Reizüberflutung, verbunden mit der Müdigkeit, die ja trotz allem immer noch da ist.

In mir hat sich ein Gefühlschaos breitgemacht. Ich kann nicht sagen, ob ich nun froh bin, dass ich hergekommen bin. Ich weiß nicht, was mich hier erwartet. Die Menschen, die ich bislang gesehen habe, waren alle »ganz normal«. Ich hatte mir das etwas anders vorgestellt hier. Alle, die mir bis jetzt begegnet sind, haben so fit und gesund ausgesehen, gar nicht krank, nicht depressiv. Viele haben mich angelächelt. Irgendetwas läuft hier doch falsch.

Mir fällt ein, dass ich versprochen habe, meinen Eltern und meiner Freundin Bescheid zu geben, wenn ich angekommen bin. Ich hole mein Handy aus der Hosentasche und tippe zwei kurze Nachrichten. Bei dieser Gelegenheit stelle ich mich auf die Wiese und mache ein Selfie mit dem See im Hintergrund.

Ich schaue mir das Foto an. Dieselben Augenringe, dasselbe aufgedunsene Gesicht. Fix und fertig, deutlich sichtbar. Meine ohnehin kleinen Augen sind noch kleiner als sonst. Gott, sehe ich beschissen aus. Ich müsste dringend schlafen. Aber es ist ein neuer Schlafplatz, und bei all den ersten Eindrücken gehe ich davon aus, dass ich heute Nacht nicht wirklich schlafen können werde. Nun gut. Eigentlich ist es auch egal. Jetzt bin ich hier, den Rest muss ich auf mich zukommen lassen.

Nach einer weiteren Zigarette am Ufer laufe ich zurück in die Lobby. Die Empfangsdame händigt mir die vorläufige Aufenthaltsbestätigung aus.

Voraussichtlicher Aufenthalt: sechs Wochen.

Als ich das geplante Entlassungsdatum sehe, beschleicht mich zum ersten Mal das Gefühl, dass es vielleicht doch gut so wäre.

Der Mensch, der ich war

»Was erhoffen Sie sich von dem Aufenthalt bei uns?«

»Ich möchte ein wenig wieder der Mensch sein, der ich früher mal war.«

Aufnahmegespräch bei der Co-Therapie.

Die Co-Therapeuten sind diejenigen, die in einem Krankenhaus als Pfleger*innen bezeichnet werden. Sie sind die ersten Ansprechpartner für die Patienten.

Meine Co-Therapeutin klärt mich in Ruhe auf, aber ich kann kaum ein Wort aufnehmen. Größe und Gewicht werden gemessen – 1,63 Meter und 103 Kilogramm. Ein Foto von mir wird für die Akte angefertigt, weitere Hinweise zum Aufenthalt und zu den Hausregeln folgen. Ich bin froh, dass ich all das auf Papier ausgehändigt bekomme. Ich bin geistig völlig überfordert. Als die Co-Therapeutin fertig ist, verabschiede ich mich und eile zur ärztlichen Erstaufnahme.

»Haben Sie irgendwelche körperlichen Beschwerden?«, fragt der Stationsarzt, während er in meiner Akte blättert.

»Ich bin ein Wrack«, sage ich, worauf er überrascht seinen Blick zu mir wendet.

Wir lachen, als er mein – gespielt – gequältes Lächeln sieht.

Übergewicht, überall immer wieder Schmerzen, ständig krank gewesen in den letzten Wochen und Monaten. Aber ansonsten ist der Körper funktionsfähig. Der Arzt fragt mich, ob ich denn Ziele habe, wie zum Beispiel Gewichtsabnahme.

»Ich möchte einfach nur ein wenig wieder der Mensch sein, der ich früher mal war«, seufze ich.

Der nette Arzt schlägt mir diverse Anwendungen vor, und ich sage jedes Mal Ja. Ich weiß nicht wirklich, ob ich all das will. Wirbelsäulengymnastik? Ja. Nordic Walking? Ja, sicher. Pilates? Her damit. Atemgymnastik? Klar. Noch irgendwas? Er lächelt und sagt, ich solle mich bei ihm melden, wenn es mir insgesamt zu viel werden sollte oder körperliche Beschwerden auftreten würden. Ich lache nur, bedanke und verabschiede mich.

Nächste Station: Aufnahmegespräch beim Oberarzt. Auch hier kann ich nicht viel aufnehmen. Also lächeln und nicken, ein wenig erzählen, warum ich hier bin. Die Euphorie, mit der ich vor drei Stunden hier angekommen bin, ist verflogen. Ich bin müde und inzwischen völlig ausgelaugt. Gleichzeitig fühle ich mich aber, als hätte ich fünf Liter Kaffee getrunken. Die Achterbahn der Gefühle, in der ich mich befinde, schlaucht. Ich bin gefangen in einem Körper, den ich nicht will, mit einem Kopf, den ich nicht will. Als die oberärztliche Aufnahme vorbei ist, bin ich erleichtert. Der erste Tag meiner stationären Therapie ist damit quasi vorbei. Nur noch der Rundgang und das Abendessen stehen auf dem Programm, bevor es am nächsten Tag zur Erstaufnahme bei der Psychologin geht.

Der Rundgang dauert etwa fünfzehn Minuten. Die Klinik besteht aus vier Gebäudeteilen und ist viel größer, als ich angenommen hatte. Von einem Ende bis zum anderen benötigt man zu Fuß etwa fünf Minuten. Nach dem Abendessen ziehe ich mich zurück, dusche lange und lege mich endlich ins Bett.

In dieser ersten Nacht liege ich lange wach, ohne in der Lage zu sein, über all das wirklich nachdenken zu können – wie ein Motor im Leerlauf, bei dem das Standgas nicht korrekt eingestellt ist und der zwar weiterläuft, aber immer wieder stottert. All die neuen Bilder tauchen immer wieder vor meinen Augen auf: der Chiemsee, die Klinik, die Rezeption, der Rundgang. Mein Speicherplatz ist voll. Während ich noch darüber nachdenke, wie schön es wohl wäre, wenn es einfach einen Ein- und Ausknopf für den Kopf geben würde, schlafe ich ein.

Mein Wecker klingelt um Viertel vor sieben, und ich bin schlagartig auf den Beinen. Das ist mir zuvor noch nie passiert. Ich bin ein begeisterter Snooze-Nutzer. Zwar bin ich immer noch müde, mein Kopf fühlt sich jedoch etwas klarer an. Nach dem Frühstück eile ich zu meiner Psychologin. Das Besprechungszimmer befindet sich am anderen Ende der Klinik. Frühsport. Meine Güte.

»Sie sind ja völlig außer Atem, Herr Park«, begrüßt sie mich, als ich ins Zimmer reinstürme, gerade noch pünktlich.

»Ja? Oh. Das ist mir nicht aufgefallen«, lächle ich verlegen.

»Setzen Sie sich, kommen Sie an. Wie geht es Ihnen, wie war die erste Nacht?«, fragt sie erst einmal, um mir etwas Zeit zu geben.

Dass ich offen gestanden beschissen geschlafen habe, verschweige ich. »Es geht mir ganz gut, danke. Ich bin immer noch ein wenig baff. Ich schätze, das sind die vielen neuen Eindrücke.«

»Das ist kein Wunder, es geht vielen in den ersten Tagen so, teilweise sogar ein bis zwei Wochen. Lassen Sie sich Zeit.«

»Sie sagen das so leicht. Als ich gestern ankam, dachte ich noch, sechs Wochen wären viel zu lang. Heute habe ich schon Sorge, dass die sechs Wochen viel zu schnell vorbei sein werden.«

Ich beginne wirr durcheinanderzureden, als die Psychologin mich fragt, was mich in die Klinik geführt hat. Ich schaue dabei wiederholt auf die Wanduhr. Die Zeit rennt zu schnell. Wieso bin ich so in Hektik? Ich beginne, mich an den Fingerkuppen zu kratzen. Das tue ich immer, wenn ich nervös bin. Die Psychologin bemerkt es und holt mich gedanklich ab, indem sie mich sanft unterbricht. Wir schweigen einige Sekunden. Indem sie mir diese Zeit schenkt, bleibt sie mit mir in meiner rastlosen Welt kurz stehen. Ich nehme meine Brille ab und putze sie, um mich selbst aus dieser Gedankenwelt herauszuholen, während sie einen Blick in meine Akte wirft. Danach sieht sie mich wieder direkt an, mit ihrem Stift in der Hand, ihrem Notizblock in der anderen.

»Erzählen Sie mir, warum Sie hier sind. Langsam. Sie haben Zeit. Sie müssen sich nicht hetzen«, sagt sie ruhig.

Ich atme durch.

Wer bin ich? Und wie bin ich depressiv geworden?

Von außen betrachtet habe ich lange Zeit ein Bilderbuchleben geführt. Meine Familie stammt aus Südkorea, auch ich bin in Seoul auf die Welt gekommen. Als ich zehn Jahre alt war, zog mein Vater mit uns aus beruflichen Gründen nach Deutschland. Ich habe wundervolle Eltern, die mich immer bedingungslos unterstützten: Sie ermöglichten mir viel, obwohl sie aus bescheidenen Verhältnissen stammen – doch Bildung wurde bei uns immer großgeschrieben. So kommt es, dass ich schnell Deutsch lerne, Freunde finde und neun Jahre später ein sehr gutes Abitur ablege.

Ich entscheide mich für ein Jurastudium, und in dieser Zeit beginnen die Probleme. Während meines Studiums bin ich zum ersten Mal auf mich allein gestellt, was dazu führt, dass ich mich weniger dem Lernen und mehr den Partys widme. Da ich sehr ungesund lebe und keinen Sport treibe, nehme ich insgesamt rund dreißig Kilogramm zu. Ich habe nie Kochen gelernt und ernähre mich hauptsächlich von Fast Food. Ich werde träge, verbringe die meiste Zeit am Computer, wenn ich nicht gerade auf einer Party bin. Welche Rolle die körperliche Verfassung für die Psyche spielt, ist mir überhaupt nicht bewusst. Nein, noch schlimmer: Ich mache mir gar keine ernsthaften Gedanken um mich, mein Leben und meine Zukunft in dieser Zeit, sondern lebe in den Tag hinein. Das Studium findet eher am Rande statt. Nach dreieinhalb Jahren Laisser-faire besinne ich mich zumindest ein wenig und pauke für das Erste Staatsexamen, das ich schließlich bestehe.

In dieser Zeit bin ich zum ersten Mal in einer Beziehung, die nach dreieinhalb Jahren fürchterlich endet. Ich ertrage das Singlesein nicht und flüchte in die nächste Beziehung, die nicht lange währt. Das Thema Eifersucht ist dabei stets präsent: Die Angst, dass ich verlassen werde, weil ich nicht gut genug bin, begleitet mich ständig. Ich bin auf die wiederkehrende Bestätigung meiner Freundin angewiesen, da ich nicht gelernt habe, mir selbst diese Bestätigung zu geben. Mein Leben wird nicht von mir selbst, sondern ausschließlich von anderen beurteilt.

Mit meiner Familie habe ich in diesen Jahren wenig Kontakt. Ich genieße die Freiheit zu sehr. Ich rede mit meinen Eltern nicht offen, da ich nur Belehrungen erwarte. Was sie nicht wissen, beschäftigt sie auch nicht, lautet mein Motto. Als ich während des Referendariats die künftige Mutter meiner Tochter kennenlerne und es zwischen uns funkt, stürze ich mich auch in diese Beziehung Hals über Kopf.

Bei den gelegentlichen oberflächlichen Gesprächen mit meinen Eltern sagen sie mir, ich möge mich zunächst auf die Ausbildung konzentrieren und das Thema Beziehung erst später angehen. Ich bin verletzt, ich will nicht mehr, dass meine Eltern sich in mein Leben einmischen. Ich blocke ihre Versuche, mit mir zu reden, immer öfter ab. Die Zeit verbringe ich lieber mit meiner Partnerin. Wenn es doch mal zu einem Telefonat kommt, streite ich mich mit ihnen über die Ausbildung, die Partnerschaft, meinen körperlichen Zustand. Sie machen sich Sorgen um mich, was ich aber nicht erkenne, ich interpretiere ihre Fragen als Einmischung. Schließlich rufe ich nicht mehr an und gehe nicht mehr ans Telefon. Ich breche den Kontakt zu meiner Familie ab.

Wann meine Depression genau angefangen hat, kann ich gar nicht sagen. Ich habe lange Zeit überhaupt nicht bemerkt, dass ich depressiv bin. Ich habe sogar ausgeschlossen, dass ich depressiv sein könnte.

Aber mein Alltag gestaltet sich eigentlich seit dem Eintritt ins Berufsleben stressig, was an verschiedenen Dingen liegt. Es passiert sehr viel gleichzeitig: Ich trete eine Stelle als Rechtsanwalt an, heirate meine Freundin – in Abwesenheit meiner Eltern – und werde

Vater. Ich könnte, sollte, müsste glücklich sein, aber ich bin es nicht. Es bleibt gar keine Zeit zum Nachdenken.

Ich bin nicht etwa Rechtsanwalt geworden, weil dies mein Traumberuf war. Ich habe Jura studiert, um den Erwartungen gerecht zu werden, und habe mir nie groß Gedanken darüber gemacht, was mich eigentlich interessieren würde. Zum Glück lande ich in einer Kanzlei mit Schwerpunkt auf Wirtschaftsrecht, und ich bemerke schnell, dass mir die Arbeit Spaß macht. Trotzdem ist sie sehr fordernd, gerade für mich als Berufseinsteiger. Hinzu kommt der lange Arbeitsweg. Die Anfahrt beträgt 75 Kilometer einfache Strecke, was mich im besten Fall eine Stunde, im schlimmsten Fall aber staubedingt bis zu zweieinhalb Stunden Zeit kostet. Das führt dazu, dass ich unter der Woche abends nicht selten erst zwischen acht und neun Uhr nach Hause komme. Ich bin erschöpft und zudem von der anstrengenden Fahrt genervt.

Ich möchte – und muss – eigentlich mehr für meine Familie da sein. Da es in der Schwangerschaft Komplikationen gab, von der meine Frau Langzeitfolgen davongetragen hat, möchte ich auch bei der Kinderbetreuung und im Haushalt meiner Verantwortung gerecht werden. Aber ich schaffe es einfach nicht, alles unter einen Hut zu kriegen. Ich komme nie zur Ruhe. Zwar gibt mir meine Tochter Kraft, aber zugleich braucht sie viel Aufmerksamkeit. Mir fehlt die Zeit – oder sollte ich besser sagen: Ich nehme mir nicht die Zeit, um den Tag zu reflektieren und sacken zu lassen. Ich kann mich nicht wirklich entspannen und nachts nicht gut einschlafen. So kommt es, dass ich unter permanentem Schlafmangel leide. Ein Teufelskreis beginnt: Ich habe jeden Tag viele Aufgaben zu bewältigen, dadurch kann ich abends nicht abschalten. Durch das Schlafdefizit komme ich noch schlechter mit den Herausforderungen meines Alltags zurecht – alles wächst mir über den Kopf.

Natürlich streikt mein Körper irgendwann und ich bin immer öfter krank. Die zunehmend auftretenden Muskelverspannungen und Schmerzen ignoriere ich lange Zeit, aber immer häufiger treten zusätzlich grippeähnliche Symptome auf, die mich ins Bett zwingen. Kopf- und Gliederschmerzen, Schnupfen und Husten, Schüttelfrost, zudem allergische Reaktionen – die gesamte Palette.

Ich komme nicht auf die Idee, meinen Zustand zu hinterfragen. Ich bin mir sicher: Ich habe mich durchzubeißen. Ich darf kein Weichei sein. So habe ich es gelernt. Der Mann ist stark und kann sich um alles kümmern.

Als sich die Möglichkeit für einen Stellenwechsel in die Nähe meines Wohnorts anbietet, bin ich optimistisch, dass es mir besser gehen wird. Die langen Fahrten fallen ab sofort weg. Auf der anderen Seite trete ich eine Stelle an, bei der ich noch mehr Verantwortung trage. Ich setze mich folglich weiter selbst unter Druck. Es wird im Ergebnis nicht besser.

Ich bin in einem Hamsterrad gefangen: Ich schlafe schlecht, schleppe mich in die Arbeit und zurück, bin müde, spiele halbherzig mit meiner Tochter, mache meinen Teil vom Haushalt und liege dann wach im Bett. Mit der Zeit wird alles immer anstrengender. Sogar die banalsten Dinge wie das Öffnen der Post kosten mich große Kraft. Nicht selten habe ich den Wunsch, alles liegen und stehen zu lassen und irgendwohin zu flüchten – am liebsten auf eine einsame Insel. Ohne jegliche Verpflichtungen.

Natürlich leidet unser Eheleben darunter. Da wir unsere Beziehung Hals über Kopf eingegangen sind und schnell geheiratet haben, haben wir es versäumt, sie auf ein tragfähiges Fundament zu stellen. Wir stellten plötzlich fest, dass unsere Verliebtheit dem Alltag eines Ehe- und Familienlebens nicht gewachsen war – oder vielmehr: *Ich* war dem Alltag nicht gewachsen und zog es immer mehr vor, zu verdrängen. Wir reden immer weniger miteinander. Die einzigen Themen, über die wir kommunizieren, sind Geld und Haus – einerseits über die Finanzierung und die damit verbundene große Belastung, andererseits über weitere notwendige Anschaffungen sowie Instandhaltungs- und Renovierungsarbeiten, was den finanziellen Druck erhöht. Ausgaben und Probleme häufen sich, ebenso die Streitereien. Ich bin dünnhäutig und ständig unter Strom. Selbst neutral gesprochene Sätze können mich provozieren. Gespräche blocke ich oft ab, weil ich mich nicht mit den angesprochenen Themen befassen will. Ich ignoriere meine Frau immer öfter, und wenn sie mich auf das Thema Beziehung, also uns, anspricht, streiten wir. Ich beklage meine Müdigkeit, meine komplexe Arbeit, meine nicht vorhandene Freizeit und beschwere mich, dass sie mich nicht versteht. Sie fragt mich, ob ich denn wisse, wie es ihr denn gehe, ob ich annehmen würde, dass sie es besser hat. Konstruktive Kritik und sachliche Auseinandersetzungen finden nicht mehr statt.

Wir verstehen uns nicht mehr, weil wir verlernt haben, miteinander zu reden.

Eine Weile halte ich diesen Zustand noch aus, aber ich muss mir eingestehen, dass unsere Beziehung gescheitert ist, dass ich gescheitert bin. Aber ich liebe meine Tochter, sodass ich ihr zuliebe an der Ehe festhalte. Meine Gedanken kreisen vor allem darum, was andere Menschen denn von uns denken würden, wenn wir uns trennen. Ich rede mir selbst ein, dass ich ein Versager wäre, wenn ich diese Phase nicht durchstehen kann.

In all diesen Monaten bin ich unfähig, etwas zu empfinden. Konkret bedeutet das, dass ich die Lebensfreude verloren habe und jeden Tag stumpf hinter mich bringe. Ich habe aufgehört, auf etwas Positives zu warten oder darauf zu hoffen.

Ich habe mich aufgegeben.

Letztlich scheitert die Ehe, denn mit der Selbstaufgabe gebe ich auch diese Verbindung auf. Nach einer von mehreren Krisen entschließe ich mich dazu, den Ehering abzulegen und meiner Frau zu sagen, dass diese Beziehung vorbei ist.

Ich melde mich bei meinen Eltern und benachrichtige sie wortkarg über die Trennung. Zwar haben wir seit der Geburt meiner

Tochter wieder sporadisch Kontakt, aber ich war weit davon entfernt, ihnen zu erzählen, was wirklich los ist in meinem Leben. Nun fallen sie aus allen Wolken. Mutter ist von der Nachricht derart geschockt, dass sie krank wird. Meine Eltern flehen mich an, endlich wieder und vor allem offen mit ihnen zu reden.

Groteskerweise leben wir auch nach der Trennung erst einmal weiter unter einem Dach. Wie in einer WG mit getrennten Schlafzimmern. Ich habe Angst davor, meine Tochter und das Haus zu verlassen. Ich habe keinen Plan B. Andererseits bin ich auch zu bequem: Schließlich habe ich noch ein Dach über meinem Kopf. Wir gehen uns im Haus möglichst aus dem Weg. Die Wochenenden verbringe ich mit meiner Tochter, während meine Frau bei ihren Eltern ist; ist sie zu Hause, fahre ich zu meinen Eltern oder bleibe den ganzen Tag im Bett.

Ich rede mir vergeblich ein, dass ich mich erhole, wenn ich viel im Bett liege. In Wahrheit bin ich nur noch mit meinen Gedanken und Ängsten beschäftigt. Ich verbringe meine komplette Freizeit in meinem Bett, außer wenn ich einkaufen gehen muss. So stürzen all meine Probleme ungehindert auf mich ein: Ohne andere Aktivitäten, ohne Ablenkung fällt es schwer, an etwas anderes zu denken. Das wiederum bewirkt, dass ich mich immer weiter verschließe. Ich werde noch öfter krank und komme gar nicht mehr aus dem Bett. Ich schließe mich immer mehr in meinem Zimmer ein und vegetiere vor mich hin.

Einige Wochen lang hält dieses Konstrukt. Dann ist es endgültig genug: Nach einem weiteren Streit – während unsere Tochter zum Glück bei den Großeltern ist – verlangt meine Ex, dass ich sofort ausziehe. Ich packe wütend das Nötigste und verlasse das Haus.

Zunächst komme ich bei Bekannten unter, bevor ich schließlich ein viel zu kleines Zimmer in einer Studenten-WG miete. Meine Tochter sehe ich unregelmäßig unter der Woche nach der Arbeit für ein paar Stunden. Sie lässt sich nichts anmerken, als ich versuche, ihr die Situation zu erklären. Es ist schwierig, einen verbindlichen Umgang zu vereinbaren; es gibt zu viele Themen, die nach der nun erfolgten räumlichen Trennung geregelt werden müssen. Ich stehe vor einem Berg und mache das, was ich in dieser Situation am besten kann – nämlich verdrängen und verschieben.

Bei der Arbeit kann ich mich nun gar nicht mehr konzentrieren. Ich brauche immer länger für meine Akten. Meine Gedanken sind oft woanders. Ich bin immer müder, mein Schlafdefizit wird noch größer. Bald stehe ich vor der Situation, dass ich Fristen nicht mehr einhalten kann.

Ich schaffe das alles nicht mehr.

Als ich eine Stellenanfrage aus meiner Heimatstadt erhalte, diskutiere ich mit meinen Eltern darüber. Auf ihre Frage, was ich denke, sage ich nur noch, dass ich nicht mehr kann. Da sie mir vorschlagen, ich könne wieder bei ihnen einziehen, reiche ich meine Kündigung beim aktuellen Arbeitgeber ein.

Ein Neuanfang, in jeglicher Hinsicht.

Ich, depressiv? Niemals!

Obwohl ich in dieser schwierigen Zeit ununterbrochen auf meinen Problemen herumkaue, kommt mir komischerweise nie der Gedanke, ich könnte eine Depression haben. Ich habe immer das Gefühl, ich sei einfach zu schwach für dieses Leben, das ich mir aufgebaut habe – ich sei ein Versager. Und natürlich unternehme ich verschiedene Anläufe, unsere Beziehung zu retten. Es ist Zufall beziehungsweise mein Glück: Inmitten der Ehekrise, rund ein Jahr vor der endgültigen Trennung, durchlebe ich eine etwas bessere Phase. In dieser Zeit sehe ich unterwegs zufällig das Praxisschild einer Psychotherapeutin, auf dem steht: »Ausgeprägte Konflikte und Probleme in der Partnerschaft«. Ich beschließe, den Versuch zu wagen und mir Rat zu holen, wie ich meine Beziehung kitten könnte. Die telefonische Nachfrage ergibt, dass aufgrund einer kurzfristigen Absage eines anderen Patienten ein Ersttermin schnell möglich ist. In der darauffolgenden Woche mache ich an einem Nachmittag unter der Woche früher Feierabend und fahre in die Praxis.

»Bevor wir über Ihre Ehe sprechen, sollten wir zuerst über Sie sprechen.«

»Warum über mich?«

»Weil Sie unter einer Depression leiden.«

Ich sitze auf einem blauen, sehr bequemen Sessel. So bequem, dass ich eigentlich gar nicht mehr aufstehen möchte. Die unten auf der Straße vorbeifahrenden Autos sind kaum hörbar. Nur das leise Ticken einer Uhr lässt mich der Vergänglichkeit der Zeit bewusst werden. Auf dem Tisch zwischen der Therapeutin und mir steht eine Box mit Taschentüchern. So typisch.

20 von insgesamt 50 Minuten sind vergangen, als die Therapeutin mich unterbricht. Ich bin bei ihr wegen meiner Ehekrise. Ich brauche Tipps. Daher halte ich seit rund zwanzig Minuten einen Monolog über die Situation. Bis mich die Therapeutin unterbricht und mir diese zwei ungeheuerlichen Sätze um die Ohren haut. Ich depressiv? Es geht hier doch nicht um mich! Ich bin falsch hier. Dafür habe ich also einen halben Tag Urlaub genommen? Ich vergeude hier meine Zeit. Ich gehe!

Aber ich kann nicht aufstehen.

»Wie schlafen Sie derzeit?«

»Schlecht.«

»Warum schlafen Sie schlecht?«, fragt die Therapeutin, während sie seelenruhig weiter Notizen anfertigt.

»Ich leide unter Schlafapnoe.«

»Nutzen Sie ein Atemtherapiegerät?«

»Ja.«

»Dann dürfte es ja nicht daran liegen.«

Ich starre sie an und breite meine Arme aus, um mich optisch in voller Breite zu präsentieren. »Ich bin fett. Völlig außer Form. Es ist kein Wunder. Ich muss abnehmen.«

Sie ignoriert meine Antwort nonchalant.

»Können Sie schnell einschlafen?«

»Nein. Ich habe viel Stress auf der Arbeit und zu Hause.«

»Wie fühlen Sie sich, wenn Sie morgens aufwachen?«

»Gerädert. Und gestresst. Aus den bereits genannten Gründen«, entgegne ich, inzwischen von den vielen Fragen genervt.

Die Therapeutin scheint das zu ignorieren. »Wie ist denn Ihre Tagesstruktur?«

Ich erzähle. Beobachte dabei, wie die Therapeutin mich beobachtet. Sie lässt sich nichts anmerken. Das gefällt mir nicht. Sie bleibt weiter seelenruhig und lächelt mich an. Ihre Fragen hingegen werden bissiger.

»Wann haben Sie denn mal Zeit für sich selbst?«

»Nun ja, ich habe ja Zeit für mich, wenn ich abends mit meinem Handy im Bett liege.«

»Das ist ab wann?«

»So zwischen zehn und elf Uhr.«

»Herr Park, das ist alles zu viel für Sie.«

»Ich kenne Menschen, die arbeiten bis zu vierzehn Stunden am Tag und an den Wochenenden. Andere, die körperlich schwere Arbeit verrichten. Sie schaffen das doch ...«

Die Therapeutin hebt ihre Hand vom Notizblock, um mich zu unterbrechen. »Herr Park, für Sie ist das zu viel. Es ist nicht schlimm, dass es zu viel ist.«

Ich verstumme. Ich bin Rechtsanwalt, mir fehlen – auch berufsbedingt – nur äußerst selten die Worte. Es fühlt sich an, als wäre ich in einem Boxkampf, würde fürchterlich verprügelt und weiß nicht einmal, woher die Einschläge kommen. Ich sehe den Gegner nicht einmal.

Ich bin nicht depressiv. Ich bin faul, träge, körperlich außer Form, ja. Aber ich bin nicht depressiv. Depressiv sind andere. Andere Menschen, die schwere Schicksalsschläge erlitten haben. Andere, die viel schwierigere Voraussetzungen, familiäre und finanzielle Hintergründe haben als ich. Mir hatte nie etwas gefehlt. Ich bin behütet aufgewachsen. Ich bin nicht depressiv, ich kann nicht depressiv sein. Ich darf nicht depressiv sein.

Oder doch?

Die nächsten Sekunden und Minuten laufen wie in einem Film ab. Ich bin inzwischen völlig im Sessel versunken, kraftlos, hilflos, innerlich alles verneinend, und lausche den weiteren Fragen der Therapeutin. Ich nehme gar nicht mehr wahr, was ich antworte. Ich sehe nur, wie sie weiter in Ruhe ihre Notizen anfertigt. Was auf dem Blatt wohl steht? Versager? Weichei? Nichtsnutz? Ein weiteres Opfer? Belastung für die Gemeinschaft, da die Krankenkasse einen weiteren Patienten versorgen muss? Ob tatsächlich das Wort »Depression« draufsteht? Gibt es da eigentlich unterschiedliche Formen und Schweregrade? Was weiß ich denn eigentlich überhaupt über Depression? Vor allem, verdammt noch mal, warum geht es hier um mich? Was passiert hier gerade?

Ich kann doch niemandem erzählen, dass ich unter Depressionen leide. Ich verliere meinen Job, meine Familie, alles und lande auf der Straße! Niemand wird mich noch ernst nehmen!

Schock.

Panik.

Dann – Resignation.

Fünf Minuten vor dem Ende der Sitzung stellt sie die folgende Frage:

»Haben Sie jemals konkret darüber nachgedacht, sich das Leben zu nehmen?«, fragt sie langsam und deutlich.

Nach etwa zehn langen Sekunden bringe ich ein leises »Nein« hervor.

Die Therapeutin lehnt sich etwas nach vorne. »Nein?«

»Ich … denke nicht darüber nach. Es gibt nichts mehr in diesem Leben. Ja, klar, meine Tochter. Ich existiere und versuche, die täglichen Aufgaben irgendwie zu erledigen, bis es irgendwann vorbei ist. Ich habe Verantwortung. Das Leben … was ist dieses Leben schon? Ich habe Pflichten, die ich zu erfüllen versuche.«

Tränen.

Diese vermaledeiten Taschentücher, die ich zu Beginn noch belächelt habe. Auch das ist eine Niederlage. Ich bin einfach zu schwach. Ich hasse mich selbst dafür.

Aber nach jahrelangem schleichendem Abstieg ist es nun an der Zeit zu erkennen, dass ich längst am Tiefpunkt angekommen bin – beziehungsweise: Ich bin ins Leere gelaufen und habe mich dort verloren.

Es geht nicht um andere Menschen.

Es geht um mich.

Es trifft nicht nur andere Menschen.

Ich bin psychisch krank.

Auch wenn ich das nicht akzeptieren kann.

Der Teufelskreis

Von da an bin ich im Rahmen einer Verhaltenstherapie einmal monatlich bei meiner Therapeutin.

»Wie geht es Ihnen?«, fragt sie jedes Mal am Anfang der Sitzung, woraufhin ich beginne zu erzählen. Sie muss mich nach zwei Minuten korrigieren: »Sie erzählen von anderen, nicht von sich selbst. Lassen Sie mich die Frage präzisieren. Wie geht es Ihnen jetzt gerade?«

Ich muss überlegen. Daran, dass ich jetzt erst überlegen muss, merke ich, dass ich die Frage nicht richtig verstanden habe.

Es soll um mich gehen.

Es ist wichtig, den Fragen meiner Therapeutin genau zuzuhören. Nur so gelingt es mir immer mehr, über mich, meine Gefühle und Gedanken zu sprechen. Ich berichte beispielsweise, wie ich die Arbeitstage erlebe, ob es positive oder negative Ereignisse gibt und welche Gefühle ich dazu habe.

Diese Gespräche mit ihr tun mir gut, sie kann mir wertvolle Impulse und Tipps geben. All das nützt mir allerdings am Ende nichts, da ich die Vorschläge und das gemeinsam besprochene und abgestimmte Vorhaben nicht umsetze. Zum Beispiel: Ich soll mir bewusst Zeit für mich nehmen. Das ist so leicht dahergesagt! Ich habe keine Zeit dafür. Ich habe genug Aufgaben zu erledigen. Also läuft am Ende alles genauso weiter wie zuvor.

Nach einigen Monaten muss ich krankheitsbedingt einen Termin bei der Therapeutin absagen und sie schlägt mir vor, mich einfach für einen neuen Termin zu melden.

Ich melde mich nicht mehr.

Mir ist buchstäblich alles zu viel geworden. Selbst ein kurzer Anruf strengt mich an. Ich bin froh, wenn ich meine Arbeit, mein Tagespensum irgendwie schaffe. Ich kümmere mich immer weniger aktiv um meine Tochter. Nachts schlafe ich spät ein, verbringe zu viel Zeit im Internet. Ich wache müde und gerädert auf, schleppe mich durch den Tag. Ich trinke regelmäßig zwei Dosen Energydrinks pro Tag – und bis zu fünf Tassen Kaffee. Hinzu kommt jeden Tag eine Schachtel Zigaretten, um den Stress ein wenig zu dämpfen. Immer und immer wieder das Gleiche, Tag für Tag.

Auch an den Wochenenden gelingt es mir nicht, mich zu erholen, obwohl ich die Möglichkeit habe, Zeit für mich zu nehmen – ich bin nur noch mit meinen Ängsten und Sorgen beschäftigt. Ich weiß nicht mal mehr, wie man »Motivation« schreibt. Die Uhr tickt, ich vegetiere vor mich hin. Ich bin eine verkalkte Kaffeemaschine geworden, die zwar noch funktioniert, aber ständig leckt und für eine Kanne Kaffee dreimal so lange wie gewöhnlich braucht.

Die Kraft, die ich noch habe, benötige ich für meine immer öfter auftretenden Wutausbrüche. Ich bin nicht mehr in der Lage, vernünftig zu kommunizieren. Selbst banale Fragen wie »Kannst du den Müll rausbringen?« quittiere ich mit einem bösen, lauten »Ich bin nach neun Stunden Arbeit gerade erst nach Hause gekommen, frag mich erst später oder mach es gefälligst selbst!«. Auf der Arbeit gerate ich in Streitgesprächen öfter in Rage und bin froh, dass ich dies später als prozesstaktische Maßnahme verkaufen kann – der giftige, aggressive Anwalt. Müdigkeit und Gereiztheit können ein wunderbares Team sein und nicht nur sich selbst, sondern auch die eigene Umgebung völlig vergiften.

Auf der Arbeit werde ich immer öfter gefragt, ob alles in Ordnung sei, ich sähe schrecklich aus. Ich antworte auf jede Frage, dass ich nur müde sei und Schlafprobleme hätte, sei aber an dieser Sache dran. Ich werde immer öfter krank. Nein, ich mache nicht blau, ich bekomme jede zweite Woche eine richtige Erkältung. Teilweise habe ich Fieber und Schüttelfrost und muss das Bett hüten, oft schleppe ich mich trotzdem in die Kanzlei. Die Arbeit muss erledigt werden.

In diesem Winter, in dem ich mich ohne therapeutische Hilfe durch den Alltag kämpfe, kommt noch etwas hinzu, etwas Entscheidendes.

Es sind Winterferien, unsere Tochter ist mit den Großeltern auf einer kurzen Urlaubsreise. Ich bin seit vier Monaten nicht mehr bei meiner Therapeutin gewesen, in dieser Zeit erfolgt die Trennung. Meine Ex und ich, beide ahnungslos, wie es konkret weitergehen soll und deshalb in dieser instabilen Wohnsituation, gehen uns weitestgehend aus dem Weg und reden nur über das Nötigste.

Nachdem ich die Tage zuvor ohne besondere Vorkommnisse verbracht habe, kann ich eines Morgens nicht mehr aufstehen.

In der Nacht zuvor habe ich einen Albtraum. Ich falle. Endlos nach unten.

Seit meiner Jugend leide ich unter Höhenangst. Die Vorstellung, aus großer Höhe nach unten zu fallen, schüttelt mich heute noch durch. Als Kind habe ich einmal leichtsinnig auf dem Flachdach des Hauses meiner Großeltern gespielt. Zwischen zwei Gebäudeteilen war lediglich eine provisorische Überdachung angebracht, und als ich darüberlief, krachte ich nach unten. Ich hatte unfassbares Glück und bin weich gelandet, mir ist nichts passiert. Zumindest körperlich. Die Situation von damals kommt allerdings bis heute manchmal hoch. Möglicherweise ist dieses Erlebnis ein Grund für meine Höhenangst.

Und nun befinde ich mich in diesem Traum im endlosen Fall. Wenn nur endlich der Aufprall käme und alles vorbei wäre! Aber ich falle und falle und falle. Ich kann nicht erkennen, auf welcher Höhe ich mich befinde, ich kann den Boden nicht sehen. Es ist, als fiele ich in ein schwarzes Loch. Die Angst frisst mich regelrecht auf. Ich schreie stumm. Ich mache meinen Mund auf, doch es kommen keine Töne heraus. Ich versuche, mit meinen Armen zu rudern, selbst das gelingt mir nicht.

Plötzlich klingelt es irgendwo. Ganz leise.

Was ist das?

Ich wache endlich auf, aber ich kann meine Augen nicht sofort öffnen. Dann registriere ich, dass es mein Wecker ist, der da klingelt. Ich habe Herzrasen. Anstatt nach dem Schlaf ausgeruht zu sein, bin ich bereits im Stress. Ich möchte die Augen nicht aufmachen, aber gleichzeitig völlig wach sein und diesen Traum so schnell es geht vergessen. Mein Körper schüttelt sich, und ich nehme ihn endlich wahr.

Ich bin schweißgebadet. Der Überzug der Matratze, die Decke, alles ist nass.

Ich habe Herzrasen.

Ich will mich aufrichten und stelle fest, dass ich meine Arme und Beine nicht bewegen kann.

Der Wecker klingelt währenddessen munter weiter.

Mein Kopf ist kurz vor dem Explodieren.

Ich muss doch aufstehen. Ich muss zur Arbeit und vorher meine Tochter in den Kindergarten bringen. Der Tag ist durchgeplant, ich habe Aufgaben zu erledigen. Ich bin doch nicht krank. Ich muss nur aufstehen. Es ist nur der Kopf, der Albtraum. Ich muss mich nur zwingen. Nur der erste Schritt raus aus dem Bett. Nur einen Schritt. Ein wenig zur Seite drehen, dann kann ich mich sicher leicht aufrichten. Die Beine zur Seite hinausschieben – sobald die Füße den Boden berühren, kann ich komplett aufstehen. Danach wird alles sicherlich leicht gelingen …

Aber es geht nicht.

Ich kann nicht aufstehen.

Ich kann einfach nicht.

Warum bin ich so schwach? Warum schaffe ich es nicht einmal, nur aufzustehen? Warum bin ich so machtlos? Ich hasse mich. Ich bin zu nichts gut. Ich war früher fit und sportlich, habe zeitweise drei Sportarten gleichzeitig betrieben. Ich habe fast dreißig Kilogramm weniger gewogen. Ich war gern in Gesellschaft, bin oft und lange ausgegangen. Wo sind die Kraft und die Motivation hin? Inzwischen sitze ich nur zu Hause, nein ich liege nur im Bett oder auf der Couch, wenn ich nicht gerade in der Arbeit bin, und mache gar nichts mehr. Ich habe nicht einmal die Kraft, um mit meiner Tochter zu spielen. Ich kann nicht mal die Vaterrolle ausfüllen.

Ich hasse mich.

Ich hasse mein Leben.

Ich will dieses Leben nicht mehr.

Nein, nicht im Sinne von: »Ich bringe es zu Ende.« Dazu bin ich zu feige. Ich gebe nur innerlich endgültig auf. Dieses Leben hat keinen Sinn mehr. Ja, natürlich ist meine Tochter da. Natürlich liebe ich sie. Natürlich habe ich Verantwortung. Das alles ist mir völlig klar. Und trotzdem ist alles sinnlos. Wenn ein anderes Auto frontal in mich reinfahren oder mich mitten im Gewitter der Blitz treffen würde, soll es mir ganz recht sein. Möge es dann, wenn es so weit ist, ganz schnell gehen. Es sind keine Wünsche nach Ruhe mehr, ich bin beim Lebensüberdruss, beim passiven Todeswunsch angekommen. Wer weiß, wie weit – oder nah – es da noch zu konkreten Suizidgedanken ist?

Diese Frage beschäftigt mich an jenem Morgen aber nicht. Stattdessen zwinge ich mich dazu, das Telefon in die Hand zu nehmen. Ich melde mich beim Arbeitgeber wegen Krankheit ab. Danach liege ich eine halbe Stunde regungslos im Bett. Während dieser halben Stunde gehe ich mit mir hart ins Gericht. Ich mache mich selbst regelrecht fertig. Ich konnte mich schon immer recht gut selbst kritisieren, und inzwischen bin ich ein hervorragender Experte darin. Du kannst nichts, du bist nichts, du hast nichts verdient, was machst du hier eigentlich? Was hast du dir all die Jahre eigentlich eingebildet? Dass du ein schönes Leben mit Familie, Haus und Job haben kannst? Nein. Dieses Leben hat in einer Katastrophe zu enden, das ist genau das, was du verdienst. Weil du nichts kannst, weil du nichts bist, weil du kein Glück in diesem Leben verdienst. Warum ich kein Glück verdiene? Weil ich nichts kann, weil ich nichts bin …

Da ist er. Der klassische Teufelskreis.

Ich schaffe es noch, meinen Hausarzt anzurufen. Stunden später, inklusive eines weiteren Albtraums, bin ich in der Lage, mich aufzuraffen, zum Arzt zu fahren, die Situation kurz zu schildern und die Arbeitsunfähigkeitsbescheinigung abzuholen. Als er mich fragt, ob ich in Psychotherapie bin, bejahe ich, ohne zu gestehen, dass ich länger nicht mehr bei meiner Therapeutin war. Ich verspreche, dass ich mich bei meiner Therapeutin melde, und weiß, dass ich dieses Versprechen nicht einhalten werde. Der Tag läuft vor meinen

Augen wie ein Film ab, der mich nicht interessiert, den anzusehen ich gezwungen werde. In der darauffolgenden Nacht liege ich bis halb fünf morgens wach, bevor ich endlich einschlafen kann. Ich falle schließlich eine ganze Woche aus. Die darauffolgende Woche kehre ich an den Arbeitsplatz zurück und muss selbstredend die Fehlzeit aufholen. Die Arbeit nimmt schließlich keine Rücksicht auf körperliche und psychische Befindlichkeiten, sie muss erledigt werden. Ich bin alleinverantwortlicher Rechtsanwalt in einer Steuerkanzlei, ich habe enge Bindungen zu meinen Mandanten, meine Akten bearbeite ich ausnahmslos selbst. Ich gerate noch mehr unter Stress. Alles wird von Tag zu Tag schwerer, und ich werde schwächer. Bald falle ich wieder aus. Das Spiel beginnt von vorn.

Ich bin ein Schatten meiner selbst.

Nachdem wir noch einige Monate lang wie in einer WG im gemeinsamen Haus gewohnt haben, ziehe ich schließlich nach einem Streit mit einer großen Sporttasche und zwei Anzügen aus dem gemeinsamen Haus aus. Ich komme bei verschiedenen Bekannten unter. Ich spiele widerwillig den armen Ehemann, der nach dem Ende der Ehe ausziehen musste. Nun bin ich erst recht allein. Ich ziehe mich in mein Zimmer zurück, wenn ich von der Arbeit »nach Hause« komme. Ich habe keine sozialen Kontakte mehr, alles, was ich habe, spielt sich auf dem Display meines Handys ab. Mein »Leben« findet nur noch auf der virtuellen Plattform statt. Zwischenzeitlich habe ich noch mehr zugenommen, weil ich ungesund esse und mich in meiner Freizeit gar nicht mehr bewege. Bewegung findet nur statt, um etwas zu essen zu holen oder draußen vor der Tür zu rauchen. Ich habe keine Kondition mehr, bin dafür noch empfindlicher, gereizter, müder. Die Augenringe sind nun dauerhaft sichtbar. Mein Hausarzt weiß inzwischen schon Bescheid, wenn meine Nummer auf dem Display erscheint. Immer wieder versichere ich ihm, dass ich in einer Therapie bin und daher lediglich die Arbeitsunfähigkeitsbescheinigung von ihm benötige.

Körperliche Symptome wie Grippe wechseln sich mit psychischen Symptomen wie Panikattacken ab. Trotzdem schleppe ich mich durch die Tage, solange ich nicht mit Schüttelfrost kämpfe oder mich durch andere starke Symptome gar nicht mehr bewegen kann und das Bett hüten muss.

Ich bin nicht mehr in der Lage, mich selbst zu retten. Ich weiß nicht, ob es jemals eine Phase gab, in welcher ich mich selbst hätte retten können. Wenn ja, ist diese Phase schon lange vorbei.

Es muss die Rettung von außen her.

Die Wahrscheinlichkeit dafür, dass diese Rettung kommt, liegt vermutlich niedriger als sechs Richtige im Lotto.

Ich bin eigentlich ein hoffnungsloser, ein bereits abgeschlossener Fall. Die Akte ist zu und bereits im Archiv eingelagert.

Eigentlich.

Aber die Rettung kommt doch.

Die Rettung

Im Leben passieren Sachen, für die gibt es keine Erklärung. Man kann nicht nachvollziehen, warum und aus welchen Gründen diese Dinge passieren. Eine dieser Sachen, vermutlich die berühmteste und komplizierteste, ist die Liebe.

Ich lerne Nina kennen.

Im Internet, auf Twitter.

Inmitten der schlimmsten Phase meines Lebens.

Wir freunden uns an und sind von Anfang an auf der gleichen Wellenlänge. Weitere Absichten haben wir beide nicht. Obendrein ist sie fast dreizehn Jahre jünger! Ich bin von ihrem jugendlichen Pragmatismus einerseits und von ihrer geistigen Reife andererseits angetan, wenn wir chatten. Wir schreiben offen und ehrlich über Gott und die Welt. Verstehen uns gegenseitig auf eine besondere Art und Weise. Selbst Schweigen ist eine funktionierende Kommunikation zwischen uns.

Wir öffnen uns immer mehr. Sie gibt mir Halt. In der Zeit, in der ich mit ihr schreibe, kann ich fliehen – vom Alltag, von meiner Misere. Ich kann mal herzhaft lachen und kurz alles vergessen. Wenn auch nur für wenige Sekunden – wie auf einer kleinen Oase in meiner Lebenswüste.

Eines Tages eröffne ich ihr, dass meine Ehe gescheitert sei. Ich schreibe ihr, dass es mir schlecht gehe und ich nicht wisse, was ich machen soll. Sie hört mir zu. Spricht mir Mut zu. Sie ist einfach für mich da. Vor allem vermittelt sie mir das Gefühl, dass sie meine Geschichte, mein Jammern, meine Zweifel nicht belasten. Das tut mir unglaublich gut. Sie hat eine sehr angenehme Art, ihre Empathie ist aufrichtig.

Da ich mich ihr gegenüber geöffnet habe, kann ich mir nun sicher sein, dass sie es versteht, wenn ich schlechte Phasen durchmache. Ich muss mich nicht verstecken, nicht verstellen.

Und dadurch, dass wir nur übers Internet kommunizieren, bemerkt sie meine äußere, völlig desolate Erscheinung natürlich nicht – und dringt umso schneller zu meiner Persönlichkeit durch. Sie sieht mich, wie ich bin, nicht nur mein Äußeres. Wir schreiben immer öfter, immer länger. Nina gegenüber kann ich mich öffnen und ehrlich sein. Ich traue mich, ihr zu schreiben, dass es mir miserabel geht, wenn ich solche Phasen durchmache. Sie schreibt keine Floskel wie »Das wird schon wieder« zurück, sondern: »Ich bin da und höre dir zu.« Mit der Zeit geht es nicht mehr nur darum, wie der Tag war, was lustig oder traurig ist oder was jeder gerade gegessen hat. Wir schreiben darüber, wie eine Beziehung zwischen zwei Menschen sein sollte, und entdecken viele Gemeinsamkeiten. Wir reden über Lebensentwürfe und stellen fest, dass wir beide lieber ein ruhiges Leben auf dem Land wollen. Ich entwickle Gefühle für sie und wage nicht, das auszusprechen. Immer noch bin ich davon überzeugt: Ich bin nicht der Richtige für sie. Sie ist so wundervoll und könnte jeden Mann auf der Welt haben, warum soll sie sich ausgerechnet für mich entscheiden? Die Freundschaft, die wir zwei haben, ist wertvoll, ich will sie nicht aufs Spiel setzen.

All das ändert sich, als Nina eines Tages schreibt: »Ich würde dich ja schon anbaggern, wenn wir uns sehen.«

Mein Herz bleibt kurz stehen. Mich? Das ist toll, aber warum, Nina? Ich bin völlig durcheinander. Unsere Gespräche entwickeln sich rasch in Richtung gemeinsames Wachsen und Gestalten, und neue, wenn auch zarte Kräfte werden freigesetzt.

Zwei Wochen später nehme ich meinen Mut zusammen und fahre unangekündigt zu ihr. Als ich ihr meine Liebe gestehe und sie vorsichtig küsse, erwidert sie meinen Kuss und öffnet damit eine Tür auf meinem Lebensweg, von der ich nicht einmal wusste, dass sie existiert.

Meine Unsicherheit bleibt zunächst. Ich bin misstrauisch geworden. Etwas Gutes kann mir doch gar nicht passieren, denke ich. Ich suche ständig nach dem berühmten Haken. Ich habe keinen Halt, schwimme weiter mitten im Ozean. Dabei kann ich gar nicht richtig schwimmen.

Als wir gemeinsam nach Würzburg zu einem Twitter-Treffen fahren, bin ich nicht nur nervös, sondern ganz und gar durch den Wind. Jahrelang habe ich mich immer mehr zurückgezogen, soziale Kontakte hat es kaum gegeben beziehungsweise haben sie nur im Internet stattgefunden. Auch wenn ich beruflich ständig mit Menschen zu tun habe, ist es auf privater Ebene ganz anders. In meinem Beruf spiele ich auch einen Charakter. Diese Fassade fehlt mir, wenn der berufliche Bezug entfällt. Außerdem ist es das erste Mal mit Nina in der Öffentlichkeit und wir wissen beide nicht so recht, wie wir uns verhalten sollen. Der erste Kuss ist noch nicht lange her, wir haben uns in der Zwischenzeit nur einmal kurz gesehen.

Wir treffen uns auf der Alten Mainbrücke unter dem heiligen Kilian. Viele Menschen, mit denen ich vorher nur virtuell kommuniziert habe, sehe ich zum ersten Mal persönlich. Ich bin verunsichert. Ich stelle mich zwar neben Nina, bin aber innerlich genauso versteinert wie der heilige Kilian. Ich versuche, meine Nervosität zu überspielen, und stelle mich bald weg von Nina.

Ich weiß nicht, was ich tun soll.

Kurzzeitig möchte ich auf der Stelle weglaufen.

Nach etwa einer Stunde ziehen wir weiter. Wir laufen Richtung Würzburger Dom. Ich trotte vor mich hin. Es ist strahlendes Wetter in Würzburg, die Stadt ist voller Menschen, und ich fühle mich, als wäre ich allein auf einem Feld voller Minen.

Als wir dabei sind, um den Dom herumzulaufen, hakt sich Nina plötzlich bei mir ein und grinst mich an.

Die nächsten zwei Sekunden laufen wie in Zeitlupe ab.

In der ersten Zehntelsekunde erstarre ich, überrascht.

Dann wird mir warm ums Herz.

Durch eine einfache Geste schafft sie es, mir die nötige Sicherheit zu geben. Sie signalisiert: Schaut her, er gehört zu mir. Diese Geste bedeutet mir mehr als tausend Worte. Mein Herz hat kurz ausgesetzt, schlägt aber nun ganz ruhig. Ich entspanne mich schlagartig. Mein Gang wird leichter, aufrechter. Ich hebe meinen Kopf, blicke nun nach vorne, anstatt nach unten.

Diese wundervolle Frau ist an meiner Seite.

Wie war das noch mal mit dem Selbstbewusstsein?

Klar, das Selbstbewusstsein sollte nicht auf externen Faktoren beruhen. In diesem Moment aber geht es nicht anders, als dass ich mich gewissermaßen über Nina definiere – als ihr Freund. Ich, der Nichtsnutz, der Depressive, bin der Kerl an der Seite dieser großartigen Frau. Seht her.

Wie manipulativ die Psyche sein kann.

Es wird der schönste Abend seit langer, langer Zeit. In der Runde dieser wundervollen Truppe und an Ninas Seite blühe ich auf.

Ich spüre mich wieder ein wenig.

Ich lebe.

In den folgenden Wochen kann ich mich wieder zu mehr Sachen aufraffen. Ich verbringe die Wochenenden bei Nina, suche bei ihr, in ihren Armen Trost und Halt. Wir lachen und weinen zusammen, sprechen und schweigen lange. Ich fühle mich zum ersten Mal seit Langem wieder richtig verstanden und akzeptiert. Auch das soziale Leben beginnt wieder ganz langsam: Durch sie und gemeinsam mit ihr lerne ich andere Menschen kennen. Menschen, die keine Vorbehalte und Vorurteile haben, mit denen ich reden kann, ohne mich fragen zu müssen, wie ich mich darstellen muss oder wie ich ihnen gefallen kann. Ich muss nicht schauspielern, was bei mir in den letzten Jahren zur Gewohnheit geworden ist – egal ob bei der Arbeit oder im Privatleben.

Besonders zwei Menschen treten in Erscheinung: Marietta, Ninas Mutter, sowie Astrid, die ich auch zunächst auf Twitter, dann auf einem Twitter-Treffen in Würzburg persönlich kennenlerne und die schnell zu einer Freundin, Lebensberaterin und für mich quasi zu einer Tante wird. Die beiden geben mir wertvolle Ratschläge im Umgang mit meinen dunklen Phasen und unterstützen mich.

Im Ergebnis trete ich jedoch weiter auf der Stelle. Ich bin zwar mit der Zeit etwas stabiler geworden, hadere aber wie immer mit meiner Arbeit, und ich habe nach wie vor nichts geregelt, was die Folgen der Trennung von meiner Frau betrifft. Die psychosomatischen Symptome wie Kopfschmerzen, Schnupfen, allergische Reaktionen und Gliederschmerzen treten weiter regelmäßig auf. Ich habe also lediglich die Grenze zum endgültigen Zusammenbruch zeitlich etwas nach hinten verschoben. Aber es ist eben bequem, solange alles irgendwie läuft, wenn auch nur sehr schleppend, nicht wahr? Never change a running system – leider grundlegend falsch angewendet. Im Grunde genommen flüchte ich in jedes Wochenende, zu Nina, wo ich gerade genug Kraft tanke, um die Misere unter der Woche zu überstehen. Sie tröstet mich jedes Mal kurz, ohne Vorschläge oder Hinweise zu erteilen. Wir reden nicht lange und intensiv darüber, denn mir geht es schließlich schlagartig besser, wenn ich bei ihr bin. So grüßt täglich das Murmeltier! Ich bin bereits mies gelaunt, wenn ich sonntags zurückfahre – in Gedanken bin ich schon am darauffolgenden Freitag, wenn ich endlich wieder zu Nina fahren kann. Ich schreibe Nina zwar, dass es mir schlecht geht, wenn ich von ihr wegfahre, gehe aber nicht näher darauf ein, da ich rasch wieder verdränge. Nina hakt nicht weiter nach, vielleicht aus Nachsicht, oder sie traut sich nicht. Unter der Woche bin ich folglich ein Zombie, am Wochenende ein kaputter, müder Mensch. So geht es eine ganze Weile weiter, ohne Veränderung, ohne Fortschritt.

Zwei Fragen treffen mich schließlich tief im Inneren und rütteln mich endlich mit einem verzögerten, aber großen Knall wach.

Astrid lädt uns zum Abendessen ein. Danach sitzen wir zusammen und reden. Irgendwann stehe ich im Mittelpunkt des Gesprächs, wir reden über meine Situation und wie ich damit umgehe.

Marietta fragt auf einmal unvermittelt und direkt: »Willst du die nächsten dreißig Jahre genauso leben?«

Und Astrid fragt mich später, als wir zusammen draußen stehen und eine Zigarette rauchen: »Ist sie dir wirklich so wichtig, wie du immer sagst?«

Diese zwei Fragen von Marietta und Astrid sitzen. Natürlich ist mir Nina wichtig. Durch sie bin ich ein ganzes Stück aus meiner Misere herausgekommen. Ich will neu anfangen, aber in Wahrheit bleibe ich im alten Leben. Ich habe nach der Trennung nichts verändert und auch nichts dahingehend versucht. Nina belässt es bislang beim Trösten und Mutmachen. Sie hat mir zwar im Laufe der Zeit viel erzählt, ihre Gefühle bezüglich meines Zustandes jedoch hat sie nicht direkt gezeigt – wohl aus Rücksichtnahme. Aber sie leidet wohl sehr, wie mir plötzlich klar wird. Ich habe das nicht gesehen. Ich bin stattdessen im Selbstmitleid versunken, letztendlich nur mit mir selbst beschäftigt – und das ohne Ergebnisse.

Ich bin bequem geworden.

»Weißt du, ich will dich ja nicht unter Druck setzen oder nerven«, sagt Nina, als ich es eine Woche nach dem besagten Abendessen endlich schaffe, sie darauf anzusprechen. »Aber ja, manchmal frage ich mich, ob du das alles wirklich ernst meinst.«

»Natürlich meine ich das ernst.«

»Nicht das mit uns. Das weiß ich. Aber dein Leben. Es geht dir doch immer noch nicht gut, nicht mal besser. Ich weiß nicht, ob ich ewig warten kann, bis du endlich etwas für dich selbst unternimmst.«

»Was meinst du damit, ob du ewig warten kannst?«

»Ich will wirklich mein Leben mit dir zusammen verbringen. Das funktioniert aber nicht, wenn du nichts für dich selbst tust. Du bist immer noch offiziell verheiratet, du warst nicht mal bei einer Anwältin, um dich zu informieren, was du machen musst. Ich rede ja nicht von einer Scheidung, sondern von den finanziellen Fragen, da brauchst du doch Klarheit für dich! Du tust dir weiter schwer auf der Arbeit. Es geht dir nicht besser. Du hältst dich mit Unmengen an Kaffee und Energydrinks wach. Das ist nicht gesund. Ich habe Angst, dass du mir bald umkippst. Und dann? Was mache ich dann?«

Ich bin wie vom Blitz getroffen. Nicht etwa, weil ich denke, dass sie mir Vorwürfe macht oder mich damit konfrontiert, sondern weil ich realisiere, wie sehr sie sich um mich sorgt. Sie will, dass ich wieder auf die Beine komme, und zwar für mich. Erst dann kommen wir, unsere Beziehung, unsere Zukunft. Meine Gesundheit ist die Grundvoraussetzung für alles andere.

»Ich brauche deine Hilfe«, flüstere ich schließlich, völlig geknickt.

»Ich bin da. Ich helfe dir. Aber du weißt selbst, dass ich dir nicht bei allem helfen kann. Das, was ich tun kann, werde ich tun. Das allein aber reicht nicht«, antwortet sie sanft.

»Ich weiß«, antworte ich leise.

»Du schaffst das. Ich glaube an dich.«

Besonders Nina, aber auch alle anderen machen sich Sorgen und kümmern sich um mich. Kümmere ich mich um mich? In der Vergangenheit habe ich mich nicht um mich selbst gekümmert, nun tue ich dies auf die falsche Art und Weise – so falsch, wie es nur möglich sein kann. Es war bisher in Ordnung, denn »es lief ja«. Ich habe immer noch einen Job, obendrein bin ich in einer Beziehung, ich habe Geld zum Leben, wenn auch wenig. Mein bisheriges Motto war in Wahrheit: So wenig Anstrengungen wie möglich, es wird schon irgendwie. Mir wird aber nun klar: Belasse ich es beim Status quo, bringe ich auch diese Beziehung früher oder später in Gefahr. Was dann? Was mache ich dann? Endgültig aufgeben, kaputtgehen? Wirklich am Ende sein? Fahre ich dann tatsächlich gegen einen Baum?

Später, als ich wieder allein bin, stelle ich mir wieder diese Frage.

Will ich so die nächsten dreißig Jahre leben?

Nein. Definitiv nicht. Das ist mir klar.

Okay, wenn nicht: Wie will ich die nächsten dreißig Jahre leben?

Ich weiß es nicht genau.

Ich merke nur: Es muss ganz anders werden.

Bei all den bitteren Gedanken muss ich doch auch kurz lachen. Immerhin denke ich inzwischen daran, die nächsten dreißig Jahre wirklich zu leben, anstatt nur noch auf den Tod zu warten.

Ist Nina mir so wichtig, wie ich immer sage?

Ja. Das spüre ich.

Sage ich es nur oder unternehme ich nun endlich etwas?

Ich muss etwas unternehmen.

Diese Selbstgespräche wiederhole ich noch einige Male. Ich kann nicht gleich das, was ich machen müsste, in die Tat umsetzen. Ich weiß, was ich konkret machen muss, daran scheitert es nicht. Es ist diese Angst, die mich davon abhält, zu handeln – wobei ich nicht weiß, wovor eigentlich. Vielleicht Angst vor der Zukunft, vor weiteren Rückschlägen, vor dem erneuten Scheitern? Wenn ich etwas gar nicht versuche, kann ich schließlich auch nicht scheitern.

Ein paar Tage und schlaflose Nächte später greife ich doch zum Handy und wähle eine mir bekannte Nummer.

In die Klinik?

»Hallo, ich bin es wieder. Ich würde gerne zu Ihnen kommen, wenn es noch möglich ist und Sie Kapazitäten haben.«

»Es freut mich, von Ihnen zu hören, Herr Park. Ich schaue mal in den Kalender. Wie sieht es bei Ihnen im Dezember aus?«

»Egal wann, ich bin da. Es ist überfällig.«

Nach einem Jahr Pause sitze ich doch wieder auf dem blauen Sessel bei meiner Therapeutin. Diesmal nicht eingesunken, nicht nach hinten gelehnt. Nervös an der Kante, mein ganzes Gewicht auf den Füßen lastend, hocke ich da und erzähle ihr 45 Minuten lang von den vergangenen zwölf Monaten. Ich erzähle nicht, dass ich vor der Praxistür beinahe umgekehrt wäre. Ich erzähle auch nicht, dass ich sehr große Angst habe und ein noch größeres Schamgefühl. Stattdessen erzähle ich von der Trennung, von der neuen Liebe, von weiteren Schwierigkeiten in der Arbeit und schließlich meiner Kündigung (um nicht nur mich selbst, sondern auch meinen Arbeitgeber zu »schützen« – manchmal ist ein Ende mit Schrecken tatsächlich besser als ein Schrecken ohne Ende), von der bescheidenen Wohnsituation und meiner körperlichen Lage. Meine äußeren Lebensumstände haben sich – bis auf Nina – in diesem Jahr dramatisch verschlechtert. Nach mehreren Umzügen bin ich mittlerweile in einer Haus-WG gelandet, mein Zimmer ist keine zehn Quadratmeter groß. Ich schlafe auf einer alten Matratze, die überhaupt nicht auf mein Gewicht von 105 Kilo ausgelegt ist. Mich plagen ständig Rückenschmerzen, sodass ich mich noch weniger bewege. Meine Tendenz, unregelmäßig und viel zu viel zu essen, facht diesen Teufelskreis noch an. Zudem bin ich ständig krank. Immerhin ist auf dieser Irrfahrt auf See wieder Land in Sicht, da ich in absehbarer Zeit zurück ins Elternhaus ziehen und eine neue Arbeitsstelle antreten werde.

Meine Therapeutin hört mir geduldig zu. Dabei scheint sie über etwas Bestimmtes nachzudenken. Nachdem ich verstummt bin, lehnt sie sich ein wenig nach vorne, schaut mir in die Augen und fragt: »Wie geht es Ihnen jetzt gerade wirklich?«

Es ist erstaunlich, wie so eine einfache Frage einen völlig aus der Bahn werfen kann. Ich kann nicht sofort antworten. Ich muss mich selbst fragen, überlegen.

»Ich komme mit mir selbst nicht mehr klar. Sowohl psychisch als auch physisch.«

»Wie schätzen Sie Ihre Arbeitsfähigkeit ein?«

»Sie ist nicht gegeben, wenn ich ehrlich sein soll.«

»Können Sie sich eine stationäre Therapie vorstellen?«, stellt sie unvermittelt die Frage.

»Stationäre Therapie?«, frage ich überrascht. »Mir vorstellen, nicht wirklich, ich war ja noch nie in so einer Einrichtung. Meinen Sie eine geschlossene Anstalt? Gesehen habe ich so etwas zumindest schon mal. Da habe ich kein gutes Gefühl dabei.«

»Nicht im klassischen Sinne. Mir fällt spontan eine psychosomatische Klinik ein, von welcher ich viel Positives gehört habe.

Sie wären von meinen Patienten der Erste, den ich dorthin schicken würde, das muss ich Ihnen ehrlich sagen. Sie ist am Chiemsee und sehr schön. Ich möchte ehrlich sein: Sie wären diesbezüglich ein Versuchskaninchen.«

Chiemsee? Ist das nicht fast Österreich? Moment, meine Eltern sind schon einmal in der Gegend gewesen und haben geschwärmt, wie schön es dort sei. Was würde das nun bedeuten? Etwa raus aus meinem Hamsterrad?

»Über welchen Zeitraum sprechen wir?«, möchte ich wissen.

»Es kommt auf den Patienten an. Von drei bis acht Wochen ist alles möglich.«

»Acht Wochen? Welcher Berufstätige kann sich solch eine Auszeit leisten?«

»Herr Park, wenn es um die Gesundheit geht, und sie geht vor, muss das unternommen werden, was notwendig ist.«

»Verstehe«, sage ich noch, bevor ich verstumme. Drei Wochen wären noch vertretbar. Wenn ich es irgendwie schaffe, im Büro vorher alles zu regeln, dann könnte das funktionieren. Denn verbrannte Erde will ich nicht hinterlassen – auch wenn ich die Kanzlei bald verlasse, möchte ich alle Akten, die ich verantworte, entweder abgeschlossen oder für eine Übergabe ordentlich aufgearbeitet haben.

Ich wäre weit weg von hier.

Irgendwie ist das keine schlechte Vorstellung.

»Ich kann Ihnen ein paar Erstinformationen geben, und Sie können sich im Internet infor…«

»Ich gehe hin«, unterbreche ich die Therapeutin.

Sie schaut überrascht. »Sie müssen es nicht jetzt entscheiden, und außerdem müssen wir ohnehin zunächst einen Antrag stellen.«

»Ich gehe hin. Wissen Sie, im Grunde genommen ist es mir egal, wohin, wann, wie. Sie helfen mir schließlich schon, wenn ich hier endlich wegkann.«

»Sie lassen es sich zwischen den Jahren durch den Kopf gehen und informieren sich. Ich bereite alles andere vor, und im Januar entscheiden wir. In Ordnung?«

Ich nicke stumm.

Ich informiere mich nur flüchtig. Ich habe keine Erwartung an eine psychosomatische Klinik, nein, eigentlich erwarte ich eher Negatives. Was und wer soll mir da wirklich ernsthaft helfen können? Auf der anderen Seite ist alles besser als dieses schäbige Bett in meinem WG-Zimmer, in dem ich den größten Teil meiner Zeit verbringe. Ich bin ohnehin nicht arbeitsfähig. Ich schleppe mich durch die Tage, und mein Zustand bessert sich nur temporär, wenn ich bei Nina oder bei meinen Eltern bin. Es liegt nicht am Arbeitsplatz, es liegt nicht an den Menschen in meinem Umfeld. Es liegt an mir. Und ich kann schließlich nicht mehr. Also was soll's? Was habe ich jetzt noch zu verlieren? Im Zweifel habe ich drei Wochen Pause. Seit Beginn meines Berufslebens hatte ich zwar regelmäßig Urlaub, aber ich habe ihn nie zur Erholung genutzt. Für Reisen fehlte das Geld und zu Hause war ich so sehr in meinem Hamsterrad gefangen, dass mein Kopf nie richtig frei wurde. Ich denke: Im Zweifel bekomme ich dort drei Mahlzeiten am Tag, kann mich ansonsten in mein Zimmer verziehen und viel schlafen. Ich habe dort keine weiteren Verpflichtungen.

Wenn ich es aus dieser Perspektive sehe: endlich Urlaub.

Mitte Januar bereiten meine Therapeutin und ich gemeinsam den Antrag vor. Gemeinsam gehen wir den Anamnesebogen durch, den ich vorab ausgefüllt habe. Sie fragt mich noch einmal, ob ich den stationären Aufenthalt wirklich möchte. Nachdem ich bejahe, schickt sie die Unterlagen per Fax an die Klinik und ruft im Anschluss dort an. Die Klinik bestätigt den Eingang der Unterlagen und teilt mit, dass die Aufnahme voraussichtlich erst Mitte März erfolgen könne.

Wenn ich Glück habe.

Puh.

Irgendwie habe ich naiv gedacht, wir beantragen den Aufenthalt, und in zwei Wochen bin ich weg. Es heißt doch nicht umsonst »Akuttherapie«, Herrgott! Nach dieser Information bin ich niedergeschlagen. Wer weiß, ob ich im März oder noch später überhaupt noch hinfahren möchte? Ich will das alles bis dahin bestimmt nicht mehr. Das wird doch mal wieder nichts. Es ist klar. Warum soll denn auch mal etwas gut laufen?

Meine Therapeutin merkt, welche Gefühle in mir hochkommen. Sie rät mir, nach drei Wochen selbst bei der Klinik anzurufen und nachzufragen. Es sei wichtig, dass ich selbst dranbleibe. Das würde funktionieren, meint sie.

Ich bin mir da nicht so sicher.

Wieder muss ich also telefonieren, etwas selbst unternehmen, was in der jüngeren Vergangenheit bekanntlich hervorragend funktioniert hat. Nicht. Die stationäre Therapie gerät wieder aus meinem Fokus. Ich trotte zurück in meinen Alltag. Existiere weiter, werde immer wieder krank, mogele mich ansonsten durch dieses verkorkste Leben – das altbekannte Spiel. Als die drei Wochen vergangen sind, rufe ich nicht an. Die Klinik würde doch sowieso dasselbe sagen und mich vertrösten. Inzwischen habe ich kapiert: Bei den Kliniken ist es so wie bei den Praxen, die Wartezeit ist enorm lang.

Nachdem mein engstes Umfeld mich wiederholt fragt (und nervt), was denn nun mit der Klinik sei, raffe ich mich in der vierten Woche nach dem Antrag endlich auf, um dort anzurufen. »Hätte ich allen doch nicht davon erzählt, dass ich nach ein paar Wochen selbst anrufen muss«, murmele ich vor mich hin, als ich die Nummer wähle. Eine freundliche Stimme empfängt mich. Ich nenne meinen Namen und frage, wann ich voraussichtlich in die Klinik kommen könne.

»Eine Minute, ich schaue im System kurz nach.«

Ach ja. Die Höflichkeitsminute. Danach mit Sicherheit ein

»Tut mir leid, derzeit ist nichts frei, voraussichtlich Mitte März erst, Sie sollten in zwei Wochen noch mal anrufen« und so weiter …

»Herr Park? Sind Sie noch da?«

»Ja! Verzeihung«, antworte ich schnell.

»Also, wenn Sie nächste Woche Donnerstag kommen könnten, wäre es super. Da wäre jetzt noch ein Platz frei. Wenn es zu kurzfristig ist, müssten wir bis in den März hinein schauen …«

In meinem Hirn rattert es. In dieser Zehntelsekunde läuft alles in meinem Kopf ab. Bin ich bereit? Kann ich in einer Woche hier alles liegen und stehen lassen und dorthin fahren? Außerdem: Falls mein Klinikaufenthalt – aus welchen Gründen auch immer – länger dauern sollte, würde das bedeuten, dass ich nicht mehr an die alte Arbeitsstätte zurückkehre, sondern direkt im Anschluss an die Klinikzeit die neue Stelle antrete. Aber mittlerweile bin ich in der Arbeit so weit auf einem akzeptablen Stand, das wäre okay, die Bude ist völlig uninteressant, Familie und Freundin wissen ja im Grunde, was sie erwartet. Also kann ich? Aber in einer Woche? Das ist plötzlich so nah. Bin ich denn bereit? Kann ich wirklich in einer Woche einfach so dort hinfahren? Geht das wirklich?

Vor allem: Will ich hinfahren?

»Ich bin am Donnerstag in acht Tagen da!«, schießt es aus mir heraus, bevor ich diese Frage im Kopf beantworten kann. Ich fahre fort: »Vielen Dank, da habe ich aber Glück. Ich freue mich.«

Ich bin mir nicht sicher, ob ich mich wirklich freue. Im Gegenteil. Ich bin völlig verunsichert.

»Sehr schön. Wir freuen uns auch. Die Checkliste für die Anreise haben Sie?«

»Ja, habe ich. Ich bin vorbereitet.«

Habe ich nicht. Ich bin nicht vorbereitet.

»Super. Dann sehen wir uns nächste Woche Donnerstag um zwölf Uhr.«

»Bis nächsten Donnerstag um zwölf Uhr!«, antworte ich betont fröhlich und lege auf.

Ich hyperventiliere. Mein Herz rast. Es herrscht Chaos in meinem Kopf.

Noch eine Woche.

Nur noch eine Woche.

Der raue See

»Jetzt kennen Sie meine Lebensgeschichte, zumindest die letzten Jahre. Das war vielleicht ein Schnelldurchlauf.«

Die Psychologin lächelt mich an. Nimmt sich Zeit. Lässt mich durchatmen. In dem Moment wird mir erst klar, wie viel ich geredet habe und vor allem wie viel ich über mein Innerstes geredet habe. Ich habe berufsbedingt kein Problem, viel zu reden. Über mich selbst und vor allem so offen zu reden, erfordert jedoch eine Anstrengung, mit der ich nicht so schnell fertigwerde. So muss es sich anfühlen, wenn normale Menschen einen 10 000-Meter-Lauf hinter sich bringen (bei mir wohl eher maximal 500 Meter).

Die Psychologin geht mit mir noch den voraussichtlichen Therapieplan durch und berät mich, welche Anwendungen und Kurse ich besuchen sollte. Unter anderem gibt es bestimmte Gruppentherapien, die man wählen kann: die Depressionsbewältigungs-, die Burn-out-, die Schmerzbewältigungs- und die Easier-Living-Gruppe.

»Sie sind mit der Diagnose schwere depressive Episoden zu uns gekommen, Herr Park«, sagt die Psychologin und sieht mich an.

»Das weiß ich«, schmunzle ich.

»Ich würde Ihnen nach unserem Erstgespräch dennoch nicht die Depressionsbewältigungsgruppe vorschlagen. Auch in der Burn-out-Gruppe sehe ich Sie nicht. Wie wäre es mit Easier Living?«, fragt sie.

»Was ist denn Easier Living?«, antworte ich ratlos.

»Ganz grob geht es, wie der Name sagt, um Strategien für den Alltag«, erklärt die Psychologin. »In dieser Gruppe wird ein sogenanntes Motto-Ziel individuell entwickelt, das Sie auch nach dem Aufenthalt weiter begleiten soll.«

»Okay. Ich habe ehrlich noch keine Vorstellung davon, aber ich probiere es aus«, sage ich entschlossen.

»Wenn Sie nach den ersten Sitzungen das Gefühl haben, dass diese Gruppe nicht zu Ihnen passt, sprechen wir darüber. Das ist kein Problem. Ich könnte mir aber, so, wie ich Sie kennengelernt habe, sehr gut vorstellen, dass Easier Living gut zu Ihnen passt«, lächelt sie mich an.

»Schauen wir mal. Ich melde mich, wenn was ist.«

»Dann müssen Sie noch wählen zwischen Kunsttherapie, Tanztherapie oder Musiktherapie.«

»Hmm«, sage ich, während ich mich an meinem Bart kratze.

»Ich weiß, vor der Kreativtherapie scheuen sich die meisten, und viele wollen am liebsten gar nichts davon machen, aber das ist wichtig …«, versucht sie, mich zu ermutigen – nicht ahnend, welche Antwort sie von mir bekommen wird.

»Kann ich nicht alles machen?«

Die Psychologin schaut mich überrascht an. Sie kann nicht wissen, dass mich meine Mutter, die Kunst studiert hat, von frühester Kindheit an ans Malen und Zeichnen herangeführt hat. Daneben bekam ich eine gute Klavierausbildung und musiziere gerne. Auch Tanzen macht mir Spaß, auch wenn ich es nicht besonders gut kann. Ich grinse die Psychologin an. »Ich wäre bei allen Themen dabei. Und ich weiß auch, dass man in diesen Gruppen auch nicht gut sein muss.«

»Sie müssen sich leider entscheiden, es geht zeitlich leider nicht anders«, sagt sie, halb irritiert und halb amüsiert.

»Ich probiere es mal mit der Musiktherapie. Ich habe sogar eine Ukulele hier dabei.«

»Spielen Sie Ukulele? Das ist ja schön.«

»Ja, ich klimpere ein wenig. Vielleicht kann ich auch nach der Hälfte wechseln, um etwas anderes zu probieren?«

»Das müssen wir dann mal sehen. Dann gehen Sie also erst mal in die Musiktherapie, und dann schauen wir.« Sie klickt im Patienten-Verwaltungssystem ein paar Häkchen an, um mir die Musiktherapie zuzuweisen.

»Alles klar. Übrigens, gibt es hier grundsätzlich die Möglichkeit, irgendwo Musik zu machen? Im Zimmer wäre es wegen den Nachbarn ungeschickt.«

»Oh. Da erkundige ich mich und melde mich bei Ihnen. Es gab hier sogar schon öfter mal von Patienten organisierte Musikabende. Vielleicht können Sie so etwas wieder ins Leben rufen, wenn Sie denn möchten.«

»Danke. Ich schaue mal, wie sich alles in den kommenden Wochen entwickelt.«

Jetzt merke ich, wie müde ich von dieser Stunde bin.

Allerdings ist diese Müdigkeit anders. Diese Müdigkeit stresst mich nicht. Was ist das?

Die Psychologin bemerkt es: »Sie sind gestern Mittag angekommen und haben nun alle Erstgespräche durch. Von wo sind Sie angereist?«

»Aus Hanau, Nähe Frankfurt.«

»Ah ja. Wie lange sind Sie dann gefahren? Fünf Stunden? Sehen Sie, auch die Fahrt war anstrengend. Ruhen Sie sich nun erst einmal aus, genießen Sie das Wochenende. Haben Sie etwas Bestimmtes vor?«

»Noch nichts Definitives. Schauen wir mal.«

»Alles klar. Wir sehen uns nächste Woche, und wenn etwas ist, die Co-Therapeuten sind für Sie da«, lächelt sie sanft.

Ich verlasse das Behandlungszimmer und gehe spontan hinaus in den idyllischen, einladenden Innenhof, um eine Zigarette zu rauchen. Ein Weg führt durch den schönen, jahreszeitbedingt noch etwas kahlen Garten. Einige Bäume stehen dort in unregelmäßigen Abständen, einer davon überragt alle anderen deutlich. Fest verwurzelt steht er da, recht nahe am Wasser, stoisch im inzwischen stärkeren Wind, als würde er mir sagen wollen, dass alles gut wird und ich den Boden unter meinen Füßen wiederfinden werde. Wie viele Patienten er wohl im Laufe der Jahre gesehen hat? Hat er bei den vielen Gesprächen gelauscht? Hat er die Tränen, die dort wohl vergossen wurden, aufgefangen? Im Sommer den nötigen Schatten an die verwundeten Seelen gespendet und sich zum Anlehnen angeboten? Im Herbst seine Blätter melancholisch fallen lassen und die Stimmung weiter gedrückt, als würde er sie auf die Probe stellen wollen? Im Winter von Schnee bedeckt seine andere Schönheit gezeigt? Im Frühling durch die neuen Triebe Hoffnung geschenkt? Vor allem: Weiß er all das? Könnte er sein Wissen weitergeben und würde er es auch wollen, wenn er könnte?

Was möchtest du mir sagen, lieber Baum?

Er schweigt.

Das Wetter ist sehr wechselhaft. Gestern strahlender Sonnenschein, heute ist es grau und deutlich kühler. Der See, der gestern noch in sich geruht hat, schlägt heute rauere Wellen. Ich gehe einige Schritte weiter bis zum hölzernen Steg. Draußen ist kaum jemand. Kein Wunder, bei dem Wetter. Selbst den Enten ist es im Wasser zu turbulent, sie haben es sich auf dem Steg gemütlich gemacht.

Ich traue mich nicht, auf den Steg hinauszugehen, und bleibe kurz davor stehen. Ich kann nämlich nicht richtig schwimmen, und wenn ich mein Gleichgewicht verliere bei dem starken Wind und ins Wasser falle ... Lieber nichts riskieren. Ich kenne mich. Außerdem bin ich zu erschöpft, um jetzt auch noch auf mein Gleichgewicht achten zu müssen.

Der kühle Wind rauscht durch meine Haare, als würde er mein Gedankenchaos hinwegfegen wollen. Es tut gut. Das Wetter spiegelt meinen inneren Zustand wider. Das Wasser peitscht in Wellen gegen die tragende Konstruktion des Stegs. Es ist rau, ungemütlich, instabil, farblos, ungewiss und wirkt geradezu bedrohlich.

Ich weiß nicht, wohin diese Reise gehen wird, was auf mich wartet, welche Auswirkungen sie haben wird, was ich wohl entdecken werde auf diesem Weg. Wohin auch immer dieser Weg mich führt.

Wer weiß ... vielleicht sogar zu mir selbst?

TEIL 2:

AUF SICH SELBST STOLZ SEIN

Die Fraueninsel und ein Hauch von Frieden

Der folgende Tag ist ein Samstag und verläuft ruhig. Außer der morgendlichen Visite steht nichts an. Ich gehe in die MTT (Medizinische Trainingstherapie) und nach einer Viertelstunde auf dem Ergometer kann ich schon nicht mehr. Ich mache viele Pausen und nutze noch die anderen Geräte wie zum Beispiel den Latzug oder die Rücken- und Beinpresse. Ich habe Zeit. Am Ende traue ich mich auf den Crosstrainer, aber nach fünf Minuten muss ich aufgeben. Es ist okay. Allein das Wissen, dass ich überhaupt etwas getan habe, tut mir gut. Den Rest des Tages verbringe ich mit Gesprächen. Ich habe mich nach meiner Ankunft hier am Chiemsee gleich mit Richard, der beim Essen am selben Tisch sitzt, angefreundet. Er raucht auch, und so kommen wir schnell ins Gespräch. Es tut dabei verdammt gut, dass wir über Gott und die Welt reden, aber nicht über die Therapie und die Klinik. Er ist zur Reha hier, hat selbst keine Berührungspunkte mit dem Thema Depression. Dass ich depressiv bin, spielt für ihn jedoch keine Rolle.

Generell fällt mir auf: Die allermeisten Menschen hier sind freundlich und aufgeschlossen. Ich bin mit der Erwartung hergekommen, dass alle – inklusive ich selbst – zu sehr mit sich selbst beschäftigt und mies gelaunt sind. Das Gegenteil aber ist der Fall, und ich habe auch bereits nach den ersten Tagen eine Erklärung dafür.

Auf den Satz »Ich leide unter Depressionen« gibt es im normalen Leben da draußen die immer gleichen Reaktionen: »Geh mal öfter unter Menschen!«; »Du siehst gar nicht traurig aus!«; »Mach mal mehr Sport!«; »Reiß dich mal zusammen!«; »Sei keine Memme. Du bist ein Mann!«; »Du musst mehr lachen!«; »Heutzutage sind die jungen Menschen zu verweichlicht. Früher gab es Kriege, da gab es noch echte Probleme.«; »Depression/Burn-out ist derzeit schwer in Mode.«

Hier in der Klinik kommen hingegen folgende Reaktionen: »Ich auch, willkommen!«; »Ich habe XY (eine andere Krankheit), wie geht es dir?«; »Wie sehen deine Pläne aus? Fühlst du dich wohl?«; »Wie bist du auf diese Klinik gekommen? Ich war schon einmal hier, und es war sehr gut. Ich bin bewusst noch mal hergekommen.«

Der entscheidende Punkt ist wohl: Jeder Mensch, der in dieser Klinik ist, hat einen bestimmten Grund. Oftmals handelt es sich dabei um Gründe, die man im Alltag nicht publik machen möchte oder kann. Hier ist allen ohnehin klar: Irgendetwas hat jeder, und das ist vollkommen okay. Ergo: Jeder kann er selbst sein und muss sich nicht verstecken. Fällt dieser unheimliche Druck aus dem Alltag weg, ist dies bereits eine sehr große Hilfe. Hier erntet man kein Unverständnis für die Probleme, die man hat. Psychische Probleme? Ganz normal. Das Klinikgelände ist wahrlich ein geschützter Bereich und man kann sich erst mal »fallen lassen«. Auch mir fiel es – aus meiner Sicht zunächst erstaunlicherweise – in der Klinik von Beginn an leicht, fremden Menschen von meinem Leben und meiner Krankheit zu erzählen. Jeder Mensch wird hier so akzeptiert, wie er ist. Ist das nicht ein wunderschöner Zustand?

Von Samstag auf Sonntag schlafe ich deutlich besser. Ich bin schon ein Stück mehr angekommen am Chiemsee. Allerdings ist das Wochenende wirklich lang, wenn keinerlei Termine anstehen. Darum bin ich sehr froh und aufgeregt, dass ich Besuch bekomme. Freunde haben sich kurzfristig angekündigt, nachdem sie erfahren haben, dass ich am Chiemsee bin. Am späten Vormittag kommen sie an der Klinik an.

»Na, kaum da, und du willst schon ausbrechen?«, werde ich von Claudia empfangen. Bernd, der neben Claudia steht und genüsslich an einer Zigarette zieht, grinst mich wortlos an.

»Also wenn ihr einen Irren wirklich mitnehmen wollt? Ihr seid selbst schuld, ich habe euch vorgewarnt!«, erwidere ich, glücklich, die beiden zu sehen.

Ich habe beide vor einiger Zeit auf Twitter kennengelernt; Claudia und Bernd kennen sich länger. Mit Claudia hatte ich mich bereits einmal getroffen, als sie in Frankfurt und damit in meiner Nähe unterwegs war. Bernd hingegen sehe ich heute zum ersten Mal, wobei dies keine Rolle spielt. Wir kennen uns bereits, auch wenn wir uns bislang ausschließlich virtuell ausgetauscht haben. Als sie hörten, dass ich in der Klinik am Chiemsee bin, signalisierten beide, dass sie nicht sehr weit weg seien und mich gerne besuchen wollten. Kurzerhand bildeten sie eine Fahrgemeinschaft, nachdem wir uns auf den ersten Samstag nach meiner Ankunft geeinigt hatten.

Wir verlassen die Klinik und entscheiden uns spontan, eine Inseltour zu machen. Ich bin gespannt, wie die Inseln sind, die ich bislang nur aus der Ferne sehen konnte. Wir fahren nach Prien und steigen in die nächste Fähre ein. Selbstverständlich setzen wir uns draußen hin. Das Wetter ist wechselhaft, es ist leicht frisch. Der Wind hat sich verändert. Während er gestern eher grob und bedrohlich wirkte, bläst er heute stetig, konstant und kraftvoll, aber zugleich rücksichtsvoll. Die Sonne hingegen ist heute schüchtern. Sie grüßt hin und wieder kurz und verschwindet dann hinter den Wolken.

Als die kraftvollen Maschinen der Fähre starten, schaue ich in die Ferne und entdecke die Klinik. »Da wohne ich!«, entfährt es mir, und wir lachen. Langsam, aber sicher bringt die Fähre die ersten Meter hinter sich, sodass der Wind schlagartig heftiger wird. Ich verstumme und beobachte die Bewegungen: die der Fähre, die des Wassers, die der Umgebung. Als die Fähre richtig in Fahrt kommt, bläst der Wind bereits so kräftig, dass ich in der Sitzposition erstarre. Ich beobachte noch eine Weile die Klinik, wie sie auf der anderen Seite scheinbar verlassen dasteht. Dort werde ich noch fünfeinhalb Wochen verbringen. Und die Klinik, die mir so groß vorkam, ist aus dieser Perspektive so klein. Wie klein ist dann ein Mensch? Wie klein und unbedeutend bin ich? Was ist eigentlich der Sinn dieses Lebens? Ich drohe, in Gedanken verloren zu gehen.

Ich schaue weg. Das Wasser ist viel dunkler, mächtiger und furchteinflößender als am Ufer. Ich hatte schon immer gehörigen Respekt vor Wasser, um nicht zu sagen Angst. Ich habe nie richtig schwimmen gelernt und werde panisch, sobald ich im Wasser nicht mehr stehen kann. Ich halte mich an der Reling fest, um etwas Sicherheit zu bekommen.

Ich möchte mir das Wasser genauer anschauen.

Ich fühle mich nicht unwohl, obwohl ich durchaus Angstgefühle empfinde.

Das Wasser ist nun dunkelblau, stellenweise fast schwarz. Nicht zu sehen, was sich im Wasser befindet. Nicht zu vergleichen mit dem klaren, ruhigen Wasser am Ufer des Klinikgeländes. Es ist dasselbe Wasser, und doch macht es einen himmelweiten Unterschied, an welcher Stelle im Wasser man sich befindet. Dort ist es transparent, freundlich und einladend, hier dagegen undurchsichtig, rüde und abweisend. Oder das alles kommt mir nur so vor. Ich weiß es nicht. Ich blicke wieder nach oben und sehe die Herreninsel. Durch eine Schneise ist das Schloss Herrenchiemsee kurz zu sehen. Die Fähre fährt anschließend um die Seekapelle herum und erreicht schließlich die Anlegestelle. Auf der Herreninsel unternehmen wir einen kleinen Spaziergang bis zum besagten Schloss und beschließen dort spontan, dass wir zurücklaufen und auf die Fraueninsel fahren, um dort etwas zu essen.

Die Fraueninsel, die von der Klinik aus nicht zu sehen ist, wirkt deutlich einladender, herzlicher, wohnlicher. Eine kleine Welt mitten im See. Hier zu wohnen muss einerseits sehr schön sein, auf der anderen Seite frage ich mich jedoch, wie kompliziert die Logistik sein muss. Die Bewohner können sich hier nicht selbst versorgen, müssen für alles eine Fähre oder ein Schiff nehmen. Wir einigen uns nach unserer Ankunft darauf, dass wir die Insel vor dem Essen zunächst umrunden, was in kurzer Zeit möglich ist, so klein ist sie. Die Sonne begrüßt unsere Entscheidung und zeigt sich wieder. Auf der Insel ist es deutlich angenehmer. Das Wasser ist wieder ruhiger und freundlicher geworden. Wir spazieren am Ufer entlang. Die Insel wirkt auf mich wie ein Freilandmuseum. Als ich mich selbst dabei erwische, wie ich in jedes Haus hineinschaue, wird mir klar: Vielleicht ist es doch nicht so schön, hier zu wohnen. Wir sind außerhalb der Saison hier. Wie ist es wohl, wenn die Insel voll mit Touristen ist? Kein Wunder, dass alle Häuser dicke Gardinen an den Fenstern haben.

Allerdings, muss ich sagen, ist alles sehr liebevoll gestaltet, die alten Häuser, die schönen Gärten, die im Sommer wahrscheinlich prachtvoll blühen. Der Weg um die Insel herum ist stellenweise schmal und verläuft die gesamte Strecke am Wasser entlang. Man kann von hier aus also in alle Richtungen auf den Chiemsee schauen, und alle zehn Meter scheint es, als hätte sich die Aussicht vollständig verändert. Die Landschaft ist sehr facettenreich.

Als wir die südliche Spitze erreichen, lassen sich Bernd und ich auf einer Bank nieder, während Claudia noch ein Stück zurückbleibt und sich kurz Zeit für sich selbst nimmt.

Wir haben uns bis dahin mehr oder weniger ununterbrochen unterhalten. Wir haben geblödelt, wir haben gelacht. Jetzt, plötzlich, ist die Stimmung komplett anders.

Wir schweigen, während wir in die Ferne schauen. Der Chiemsee glänzt im Sonnenschein und schlägt sanfte, leise Wellen. Das Wasser und der Himmel strahlen im gleichen Blau. Ohne die Berge in der Ferne wäre der Übergang vielleicht sogar nahtlos. Die sanfte Brise bringt leichte Duftnoten von den umstehenden Bäumen und Gräsern. Es ist Ende Februar und dementsprechend sehr wenig los auf der Insel.

Es ist völlig ruhig.

Meine Herzfrequenz scheint sich mit der Zeit den Wellen anzugleichen. Mein Kopf wird leicht. Es fühlt sich an, als würde die Last der letzten Wochen und Monate für diesen einen Augenblick von mir abfallen. Ich habe die atemberaubende Szenerie vor meinen Augen und bin zugleich ganz woanders. Bernd neben mir geht es genauso. Wir schweigen weiter, und doch kommunizieren wir. Ohne miteinander zu sprechen, läuft der nachfolgende Dialog ab:

»Danke, dass du mit mir hier bist.«

»Danke, dass ich mit dir hier sein darf.«

»Ich bin gerade ganz bei mir selbst, glaube ich.«

»Ja. Es sind nur wir und diese Natur.«

»Es ist atemberaubend.«

»Ist es.«

»Es tut so gut, so weit in die Ferne schauen zu können.«

»Das öffnet die Seele.«

»Vielleicht werde ich melancholisch.«

»Jetzt halt die Schnauze und genieß es einfach.«

Mein halbes Leben – genauer: die letzten zehn Jahre – läuft vor meinen Augen ab wie ein Stummfilm in achtfacher Geschwindigkeit. Gleichzeitig nehme ich immer noch den See und die Berge wahr. Es ist unerklärlich. Der Film läuft weiter, und ich empfinde – ja, in der Tat – herzlich wenig. Eigentlich haben mich die Erinnerungen sonst immer in die Dunkelheit gestürzt. Diesmal passiert das jedoch nicht. Es besteht in diesem Moment eine gewisse Distanz zwischen mir und meiner jüngeren Vergangenheit. Geradezu nüchtern betrachte ich die Bilder, die beim Blick auf das spiegelnde Wasser in mir hochkommen.

Ist es vielleicht ein Hauch von … Frieden?

Kann man die Vergangenheit auch loslassen? Zumindest für einen Augenblick?

Der Film ist zu Ende. Jetzt sehe ich nur noch die sanften, beruhigenden Wellen. Ich spüre eine einzige Träne, die im Begriff ist, mein rechtes Auge ganz langsam, die zähen Sekunden qualvoll zählend, zu verlassen und sich auf den Weg zu machen. Ich bin nicht traurig. Ich frage mich, ob diese Träne nur eine Reaktion auf die kalte Luft ist. Sie verweilt im Augenwinkel und ist sich nicht schlüssig, ob sie sich auf die Reise machen soll. So wie ich selbst, der nicht weiß, wohin er gehen soll.

Ich schließe meine Augen und schicke die Träne los, sie rollt an meiner Backe herunter.

Nach diesen kostbaren 15 Minuten, die ich wohl nie mehr im Leben vergessen werde, kommen wir langsam wieder im Hier und Jetzt an. Ich schaue zu Bernd rüber. Er blickt immer noch gerade auf die Bergkulisse hinaus. Wortlos nickt er dann leicht, kaum bemerkbar. Ich habe verstanden. Claudia ist inzwischen angekommen. Sie hat diesen besonderen Moment gespürt und uns den Platz und die Zeit gelassen, um ihn bis zum Ende auszukosten.

Schließlich stehen wir gleichzeitig auf und setzen unsere Tour fort. Erst stärken wir uns mit bayerischen Köstlichkeiten: Bierbrat'l mit Semmelknödel, Gulasch mit Spätzle sowie Renkenfilets mit Kartoffelsalat. Anschließend fahren wir mit der letzten Fähre des Tages zurück, über uns der inzwischen durch den Sonnenuntergang teils feurig-rote, teils violett-blaue Himmel. Von Minute zu Minute wird es dunkler und kälter. Auch auf der Rückfahrt schweigen wir, auf dem Außenbereich der Fähre zusammengekauert.

Als wir wieder am Festland ankommen, ist es dunkel und kalt. Ich habe keine Jacke dabei, sondern nur einen Hoodie. Obwohl meine Hände ganz kalt geworden sind, friere ich nicht. Im Gegenteil: Mir ist warm ums Herz. Wir steigen ins Auto und fahren zurück. Als Santa Esmeraldas »Don't let me be misunderstood« läuft, hält uns nichts mehr. Wir tanzen im Auto und singen mit – auf eine herrliche Art und Weise bescheuert.

Dieser wundervolle Tag ist viel zu schnell vorbei. Wir reden noch eine Weile auf dem Parkplatz der Klinik. Es fällt mir schwer, die zwei wieder fahren zu lassen. Wir umarmen uns lange, bevor sie endlich losfahren und schließlich in der Dunkelheit verschwinden.

Wir bleiben mit unseren Gedanken auf der Insel und lassen jeweils ein kleines Stück unserer Seelen dort zurück.

Die Ukulele

Ich sitze im großen historischen Saal der Klinik. Von den Patienten wird er meist »Harry-Potter-Halle« genannt. Alles ist aus Holz, ganz hohe Decken, große Kronleuchter. In diesem mittleren Gebäudeteil finden die Kunsttherapie, verschiedene Anwendungen wie Pilates, Wirbelsäulengymnastik oder auch Entspannungsübungen und Achtsamkeitsgruppen statt. Ferner ist die Medizinische Trainingstherapie hier untergebracht. Die Fenster des Saals gehen auf die Seeseite hinaus, sie wechseln sich ab mit großen Gemälden von Menschen, die verschiedene traditionelle Berufe aus der Region darstellen. Dieser Bereich war früher einmal der große Speisesaal des Rasthauses am Chiemsee, der ersten großen Raststätte der Reichsautobahnen. Die Geister der NS-Ideologie, die damals beim Bau und Betrieb des Rasthauses vorherrschten, sind nicht mehr existent, viele fühlen sich eher an Hogwarts erinnert. Der Bau ist trotz der unrühmlichen Geschichte beeindruckend, die Renovierung und Modernisierung fügt der historischen Atmosphäre etwas Einladendes und Herzliches hinzu.

Heute ist schon Freitag, die letzten vier Tage sind rasend schnell vergangen. Das Programm ist richtig straff und durchgetaktet:

Jeder Tag beginnt mit Frühsport. Morgens um sieben (!) Uhr bereit sein? Ich bin eine Nachteule, mit Sicherheit kein Frühaufsteher.

Ich muss morgens aufpassen, dass ich nicht gegen Türe und Wände laufe, und nun soll ich mich um diese barbarische Uhrzeit sogar sportlich betätigen. Das verstößt eindeutig gegen die Europäische Menschenrechtskonvention! Verwirrt und im Halbschlaf erscheine ich meist zum Treffpunkt. Wir fangen mit Lockerungs- und Dehnübungen an. Ich bin nach den ersten zwei kurzen Übungen schon am Ende. Alle Extremitäten werden in alle Richtungen gestreckt, und dabei soll man auch noch durchgehend auf der Stelle joggen. Joggen!!! Welch ein Unwort! Ich hätte da lieber andere Foltermethoden. Ich weiß nicht, ob ich mich damit je anfreunden werde, aber ich beiße mir nur auf die Zähne, weil die Übungen von der Sporttherapeutin geleitet werden, die mich in die Medizinische Trainingstherapie eingewiesen hat und dabei sehr nett gewesen ist. Ich will sie nicht gleich in der ersten Woche enttäuschen.

Achtsamkeitsgruppe: Das gefällt mir, wir machen schöne Übungen, die mir zum Teil bereits bekannt sind. Jetzt hat der Tag auch für mich richtig angefangen, hier kann ich runterkommen, durchatmen, im Hier und Jetzt sein.

Stressbewältigung: Gruppengespräch zum Thema. Für mich persönlich weniger erquickend, da zu sehr theorielastig.

Wassergymnastik: Nun, ich dachte, wir planschen ein wenig. Wie sehr ich mich geirrt habe! In nur 25 Minuten gelingt es dem Sporttherapeuten, mich völlig fertig in mein Zimmer zurückzuschicken. Ich wusste gar nicht, dass es so viele Übungsformen im Wasser gibt. Übrigens, das Schwimmbecken ist tatsächlich 1,40 Meter tief und das Wasser ist 32 Grad Celsius warm. Ich kann komplett auf dem Boden stehen, ohne unterzugehen. Das nimmt mir die Angst. Das Ganze macht mir Spaß, und ich merke auch, wie gut diese Übungen im Wasser gerade im Hinblick auf mein Übergewicht sind. Das werde ich noch öfter machen.

Pilates: mein Endgegner. Keine einzige Übung kann ich nur ansatzweise durchstehen, geschweige denn die Figur überhaupt ganz hinbekommen. Die mit Abstand frustrierendste Stunde der Woche.

Nordic Walking: Ich Dickerchen habe auch noch Plattfüße. Noch Fragen?

Wirbelsäulengymnastik: Etwas leichter als Pilates, aber trotzdem Herausforderung genug. Ich bin ein Wrack. Die erste Stunde war sehr ernüchternd.

Autogenes Training: Ich kenne autogenes Training nur in der Theorie. Leider schlafe ich in der ersten Stunde sofort ein und fange an zu schnarchen. Der Kursleiter muss mich mehrmals wecken, da ich die gesamte Gruppe störe.

Entspannung nach Haase: schlimmer als autogenes Training. Die Übung an sich ist sehr schön. Es geht um eine bestimmte Atemtechnik, die im Liegen praktiziert wird. Dazu wird zwei- bis dreimal besonders tief ein- und ausgeatmet und dabei wahlweise der Kopf, die Schultern oder der Rücken jeweils bewusst losgelassen, um das Gefühl des Einsinkens in die Unterlage und damit stellenweise Entspannung zu simulieren. Danach wird wieder normal geatmet. Natürlich schlafe ich sofort ein und fange wieder an zu schnarchen. Mehrmals muss ich geweckt werden. Es ist so peinlich.

Easier Living: Es werden sogenannte Motto-Karten mit unterschiedlichen Motiven ausgewählt. Am Ende soll ein persönliches Motto-Ziel entwickelt werden, ich bin gespannt, wie es in dieser Gruppe mit der Zeit aufgebaut wird.

Schließlich: das zweite Gespräch mit meiner Psychologin. Ich erzähle von meiner Woche und versuche zu beschreiben, welche Gefühle und Gedanken die letzten Tage vorherrschten. Ich erzählte von meinem Zweifel darüber, ob ich alles richtig mache, ob ich alles gut mache, ob dieser Aufenthalt mir wirklich helfen wird.

»Ich höre und spüre: Sie wollen zu viel.« Sie schaut mir eindringlich in die Augen.

Ich signalisiere mit meinem Blick, dass mir das klar ist.

»So wie Sie es mir erzählt haben, haben Sie mehr als genug getan für die Zeit. Wie fühlen Sie sich körperlich?«

Ich erzähle ihr nicht, dass mir alles wehtut. Stattdessen sage ich mit einem aufgesetzten Lächeln: »Ganz okay, ich fühle mich etwas leichter und fitter.«

Sie lächelt mich an. Gehört »Pokerface« zur Grundausbildung bei den Psycholog*innen und Therapeut*innen? Es ist ja furchtbar! Ich kann einfach nicht erkennen, was sie gerade denkt.

Schließlich sagt sie: »Ich schlage Folgendes vor: Bis zu unserem nächsten Termin versuchen Sie sich nur darauf zu konzentrieren, was Ihr Gefühl sagt. Hören Sie in sich hinein. Nehmen Sie die unterschiedlichen Gefühle wahr, vielleicht können Sie diese sogar lokalisieren. Wichtig ist dabei, dass Sie sie nicht bewerten. Nur wahrnehmen und registrieren. Sie können es ja auch in Ihrem Therapiebuch festhalten.«

In den darauffolgenden Tagen versuche ich, in mich hineinzuhören. Es sind verschiedene Gefühle da, insbesondere Angst, Sorge, Zweifel, manchmal aber auch kleine Freuden und kurze Entspannung. Ich kann sie jedoch nicht fassen, nicht lokalisieren. Ich habe es schon innerlich aufgegeben.

Gefühlt bin ich die letzten Tage rastlos unterwegs gewesen, aber ich muss sagen, alles hat mir gutgetan. Ich bin bereits eine Viertelstunde vor Beginn der ersten Musiktherapie-Gruppenstunde da.

Außer mir wartet noch niemand. So genieße ich einfach den Moment der Stille, in dem ich in Ruhe über alles nachdenken kann. Ich habe meine Ukulele dabei, vielleicht kann sie mir ja in der Musiktherapie nützlich sein. Eigentlich wäre auch noch Zeit für eine Zigarette, aber ich bin zu faul dazu. Auch an diesem Tag habe ich bereits genug Sport gehabt, ich bin etwas ausgelaugt.

Ich schaue auf die Ukulele-Tasche. Ich denke mir nichts dabei, außer, dass es doch zur Überbrückung der Wartezeit nicht verkehrt wäre.

Ich hole die Ukulele heraus.

Ich stimme sie gar nicht. Wozu auch? Ich will nur etwas klimpern. Ich habe außer der Ukulele weder Noten noch Songtexte dabei. Das Erste, was mir einfällt, ist »Somewhere over the rainbow/what a wonderful world« von Israel Kamakawiwo'ole. Ich spiele den C-Dur-Akkord an.

Der Klang, bestehend aus den Tönen G, C, E und C (eine Oktave höher) breitet sich im Saal aus. Das Instrument klingt hier lauter. Angenehmer. Schöner. Ich bin erstaunt. Es ist, als würde dieses kleine, zarte Instrument an einen natürlichen Verstärker angeschlossen. Ich hatte eher erwartet, dass das Instrument in diesem großen Raum mit der hohen Decke untergeht. Ich bin so dermaßen von diesem Klang der Ukulele fasziniert, dass ich einfach weiterspiele und dann auch zu singen beginne.

In diesem Lied geht es um Träume. Mein Traum ist es, ein langweiliges Leben zu führen. Der Umzug nach Deutschland und der damit verbundene Kulturwechsel, die Entfremdung von meiner Familie, die vor allem gegen Ende turbulente Ehe, die lange währenden depressiven Episoden … Es kommt mir vor, als habe ich in diesen 35 Jahren mehr erlebt als manch andere in ihrem ganzen Leben. Ich brauche weder Luxus noch Aufregung. Ich bin gefühlt nonstop jahrelang in einer Gefühlsachterbahn gefahren. Ich bin erschöpft. Ich möchte viel schlafen, auf der Couch liegen, spazieren gehen. Ab und an Freunde treffen, klar gerne, aber keine ausschweifenden Partys mehr wie während der Studienzeit. Ich möchte Zeit zum Lesen, Zeit zum Essen, Zeit zum Erholen haben. Wenn ich schon weiterleben muss – und auch will –, hätte ich gerne ein unspektakuläres Leben. Zumindest eine ganze Weile lang. Ich habe das Gefühl, ich müsste mich von meinem Leben erholen. Ich brauche eine Phase, in der es möglichst wenige Probleme gibt und diese sich am besten selbst in Luft auflösen. Eine Phase, in der es endlich einmal etwas leichter für mich laufen darf. Nun – dafür bin ich ja jetzt hier. Vielleicht kann der Grundstein dafür in dieser Therapie gelegt werden.

Ich bin ganz woanders, während ich singe. Nach der ersten Strophe komme ich zurück in die Realität und blicke auf eine kleine Gruppe. Es sind vielleicht zwanzig, fünfundzwanzig Menschen, die auf dem Weg zu ihren Kursen oder Gesprächen angehalten haben und mir nun zuhören. Viele singen leise mit. Einige haben Tränen in den Augen. Ich brauche eine Weile, um die Situation zu erfassen, während ich weitersinge. Das Lied endet, die Menschen spenden Beifall. Ihre Augen glänzen, sie lächeln. Jemand taucht plötzlich vor mir auf und wirft eine Zwei-Euro-Münze in die Ukulelentasche und wir lachen alle herzlich.

Für einen Moment ist alles … normal.

Wir haben uns, ohne dass wir es wollten, hier versammelt und teilen diesen Moment. All die Sorgen, Schmerzen, Ängste und dunklen Gedanken – sie sind in diesem Moment vergessen, nicht präsent. Nur die Musik ist da und die damit verbundenen Glücksgefühle.

Und da, da ist es!

Dieses Wohligkeitsgefühl.

Ich spüre es etwas oberhalb meiner Brust und unterhalb meines Halses. Es ist ein warmes Gefühl, das Geborgenheit und Sicherheit gibt. Es strahlt von dort langsam in den gesamten Körper aus und lässt mich entspannen. Gleichzeitig fällt es mir leicht, mit meinen Gedanken in diesem Moment zu sein. Ich fühle mich leichter, selbst die Ukulele, ohnehin ein sehr leichtes, handliches Instrument, fühlt sich so an, als würde sie schweben. Ich möchte gerne die Zeit anhalten, so schön ist es. Offenbar auch für andere, denn wir werden erst durch eine Mitarbeiterin der Klinik unterbrochen, die einige der Zuhörer daran erinnert, dass nun der Kurs beginne, und mich im Übrigen darum bittet, mit der Musik aufzuhören, da sie das autogene Training stören könnte. Ein nicht ernst gemeintes Raunen geht durch die Runde. Wir lachen wieder herzlich. Ob ich wieder einmal spiele, werde ich gefragt. Aber ganz bestimmt. Ich möchte dieses Gefühl unbedingt bald wiederhaben.

Ich weiß zu diesem Zeitpunkt noch nicht, dass ich in den kommenden Wochen einmal wöchentlich einen Musikabend veranstalten werde, mit bis zu fünfzig Zuhörern, und wir dieses großartige Gefühl noch oft gemeinsam teilen werden.

Ich weiß vor allem aber nicht, welch große Rolle die Musik im Laufe meines Aufenthalts noch spielen sollte.

Das Trainingsverbot

»Herr Park?«

»Ja?«

»Ich muss Ihnen für morgen ein MTT-Verbot erteilen.«

»Hä?«, frage ich laut, verwundert.

»Sie brauchen dringend eine Pause.«

»Ich habe doch nicht so viel …«

»Sie haben genug getan. Der Körper muss sich auch erholen. Sonst bringt all die Mühe nichts. Machen Sie morgen Pause, am besten auch übermorgen. Jedenfalls morgen will ich Sie hier nicht sehen!«, unterbricht mich der Sporttherapeut.

»Okay«, antworte ich verdutzt.

Ich stehe verschwitzt in der Medizinischen Trainingstherapie mit einem blauen Theraband in den Händen. Der Sporttherapeut hat sich soeben neben mich gestellt und mich vom Trainingsbetrieb suspendiert.

Nach meiner Ankunft in der Klinik habe ich den Plan, möglichst viel zu schlafen und möglichst nichts zu tun, relativ schnell über den Haufen geworfen. Ich war jeden Tag rastlos unterwegs. Nicht nur habe ich sämtliche körperliche Anwendungen angenommen und durchgezogen, sondern ich habe die freie Zeit eingeplant, um jeden Tag in der MTT zu trainieren. In meinem Zimmer steht ein großer Spiegel im Gang vor der Tür, in welchem ich mich immer wieder betrachtet habe. Ich habe das, was ich gesehen habe, gehasst und mich gefragt, wie ich es nur so weit habe kommen lassen können. Ich habe in meiner Jugend Handball, Basketball und Volleyball gespielt. Im Golf habe ich es zudem mit 18 Jahren unter die besten 250 Amateurgolfer in Deutschland geschafft. Ich hatte zwar immer ein wenig Übergewicht, war aber fit und beweglich.

Was ist aus mir geworden?

Mit Beginn des Studiums habe ich praktisch alle sportlichen Aktivitäten eingestellt. Stattdessen habe ich mich viel zu ungesund ernährt, meine einzige Bewegung bestand darin, in die Mensa oder zu den Partys zu gehen. Später mit dem Einstieg ins Berufsleben war selbst diese Art von Bewegung nicht mehr gegeben. Ich fuhr mit dem Auto in die Kanzlei, fuhr mit dem Auto zurück. Bewegung? Fehlanzeige. Ich wurde nicht nur schwerer, ich wurde vor allem auch träge und faul. Alles, was meinen Körper beanspruchte, war mir schlichtweg zu viel. Obendrein aß ich immer mehr. Essen wurde eine Art Stressbewältigung, neben Nikotin. Ich hörte nicht auf die Menschen, die sich um mich sorgten. Irgendwann hatte ich völlig den Willen verloren, etwas daran zu ändern.

Das ist aus mir geworden.

Ich hasse mich seit Jahren, vielleicht seit mehr als einem Jahrzehnt.

Aus diesem Grund bin ich in diesen ersten zwei Wochen in der Klinik pausenlos unterwegs gewesen: Frühsport, Nordic Walking, Pilates, Wassergymnastik und Wirbelsäulengymnastik. Dazu gehe ich regelmäßig zum Schwimmen, wenn gerade keine Kurse sind.

In der MTT ist mein Standardprogramm wie folgt:

- bis zu dreißig Minuten auf dem Ergometer
- Latzug
- Beinpresse
- Rückenpresse
- drei verschiedene Bauchmuskel- und Rückenübungen auf der Matte
- drei verschiedene Arm- und Schulterübungen mit Theraband
- bis zu dreißig Minuten auf dem Crosstrainer

Ich bin völlig untrainiert und in einem desolaten körperlichen Zustand in die Klinik gekommen. Jetzt bin ich völlig davon besessen, etwas gegen diesen Zustand zu tun. Ich genieße es, wenn Mitpatienten mir sagen, ich sei aber fleißig. Auch von den Sporttherapeuten gibt es reichlich Anerkennung. Mein Körper verändert sich äußerlich rapide. Man sieht bereits Veränderungen, da ich offensichtlich rasch Muskeln aufbauen kann.

Und es gibt weitere kleine Erfolgserlebnisse.

Beispiel eins: An einem Wochenende fahre ich nach München, das etwa eine Stunde entfernt ist, und treffe mich mit einer guten Freundin. Sie zeigt mir die bayerische Hauptstadt. Wir sind den ganzen Tag zu Fuß unterwegs, insgesamt werden es am Ende rund zehn Kilometer, die wir zurücklegen. Das wäre ein paar Wochen zuvor undenkbar gewesen. Ich realisiere das erst nach meiner Rückkehr in der Klinik und bin erstaunt. Wozu ich plötzlich imstande bin!

Beispiel zwei: Einmal stehe ich an meinem Auto auf dem Parkplatz. Ich brauche Bargeld. In der Klinik wären hierfür fünf Euro Bearbeitungsgebühr fällig. Das sehe ich nicht ein und schaue auf Google Maps nach, wo der nächste Bankautomat ist: in 1,1 Kilometern Entfernung. Gerade als ich im Begriff bin, die Autotür zu öffnen, frage ich mich plötzlich:

Warum soll ich eigentlich das Auto nehmen, um dorthin zu kommen?

Es sind nur 1,1 Kilometer.

Ich habe es nicht eilig.

Was würde mich davon abhalten, den Weg zu Fuß zu gehen?

Nichts. Außer ich selbst.

Schaffe ich diese Strecke zu Fuß?

Vor einiger Zeit sicher nicht. Aber ich bin erst in München den ganzen Tag zu Fuß unterwegs gewesen. Natürlich schaffe ich das.

Will ich diese Strecke auch laufen?

Ja, natürlich!

Nicht nur mein Körper, sondern auch meine Psyche beginnt, sich zu verändern. Ich spaziere die Strecke gemütlich hin und zurück. Ich nehme auf dem Weg zum ersten Mal auch die Berge richtig wahr, die sich hinter Bernau in die Höhe strecken.

Welche Schönheit, diese Natur.

Welche Chance, das Umfeld bewusster wahrnehmen zu können.

Diese kleinen Erfolgserlebnisse zeigten mir, dass ich grundsätzlich auf dem richtigen Weg bin.

Die Kehrseite dieser Medaille allerdings ist genauso deutlich. Gleich nach meiner Ankunft habe ich damit begonnen, eine Art Therapietagebuch zu schreiben, sozusagen ein Beweis der Veränderungen.

15.02.: MTT hat sehr geholfen, jetzt gefühlt fitter, und das trotz großer Anstrengung

17.02.: Frühsport gut, wenn auch leichte Probleme wegen Plattfüße; körperlich ausgelaugt nach all den Übungen; Oberschenkelkrampf beim Schwimmen

18.02.: Muskelkater

19.02.: ICH WILL DIESEN BAUCH NICHT MEHR SEHEN!

21.02.: Frühsport war anstrengend

23.02.: MTT volles Programm!

26.02.: Knieschmerzen

Ich genieße es, die Veränderungen zu sehen. Mir gefallen die Bemerkungen der Mitpatienten. Zeitweise fühle ich mich auch leichter und fitter.

Ich registriere zugleich, dass ich meinen Körper überfordere.

Ich setze die Übungen unbeeindruckt fort.

Mir sind die Schmerzen, die Signale, die mein Körper sendet, egal.

Nein, sie sind mir nicht egal.

Ich genieße sie.

Ich will es so.

Ich will mich schinden.

Ich will mich bestrafen.

Als der Sporttherapeut mich anspricht, fühlt es sich an, als fiele etwas von meinen Schultern ab. Ich lege das Theraband weg, gehe zurück zur Theke und nehme meinen Trainingszettel in die Hand. Dabei streift mein Blick die Trainingszettel der anderen Patienten. Einige sind länger hier, aber auf ihrem Blatt steht kaum etwas drauf. Ich dagegen bin schon auf Blatt zwei angekommen, das an das erste Blatt angeheftet ist. Ich trage die heutige Trainingseinheit ein und melde mich beim Sporttherapeuten ab.

Auf dem Weg zurück ins Zimmer kann ich kaum gehen. Ich habe nicht nur Schmerzen im ganzen Körper, nun nehme ich sie auch wirklich wahr. Ich habe nicht nur Muskelkater in den Beinen und Armen, im Rücken, im Bauch und im Nacken, sondern auch Gelenkschmerzen im Knie. Meine Plattfüße brennen, als würden eintausend erhitzte Nägel ununterbrochen in die Fußsohlen gerammt. Ich muss mich nach 20 Metern auf einen Stuhl im Gang setzen. Ich kann gar nicht nachdenken, so sehr bin ich mit den Schmerzen beschäftigt. Ich will schnell wieder weitergehen und scheitere. Am Ende bleibe ich geschlagene 15 Minuten auf diesem Stuhl sitzen. Alle, die in dieser Zeit an mir vorbeikommen, grüße ich freundlich, wobei ich versuche, mein schmerzverzerrtes Gesicht zu verstecken. Eine mir flüchtig bekannte Patientin läuft an mir vorbei, bleibt kurz stehen. »Hallo! Ist alles in Ordnung? Du siehst blass aus.«

»Alles gut, ich habe ordentlich trainiert und warte gerade noch auf jemanden. Passt!«, antworte ich betont laut und kraftvoll.

»Alles klar. Aber pass auf dich auf!«

»Aber sicher doch!«, behalte ich mein aufgesetztes Lächeln.

Mein Lächeln verschwindet, sobald die Frau außer Sichtweite ist. Ich drehe mich ein wenig zur Seite, damit ich nicht noch mal angesprochen werde. Danach hole ich Luft, stehe auf und gehe ganz langsam weiter. Nach einer gefühlten Ewigkeit erreiche ich endlich mein Zimmer. Ohne zu zögern, ziehe ich mich noch an der Tür aus, gehe ins Bad und drehe die Dusche auf. Ich kann nicht mehr stehen, ich setze mich in die Duschwanne und lasse das warme Wasser endlos auf mich herunterprasseln.

Ich realisiere: Der Sporttherapeut hat mich mit seiner klaren Ansage gerettet. Er hat mich befreit.

Ich habe mich selbst angekettet und konnte mich nicht mehr befreien. In meinem Selbstgeißelungstrip drohte ich unterzugehen. Erst der Satz des Sporttherapeuten, dass ich mehr als genug getan habe, bedeutete für mich die Befreiung. Ich habe die Bestätigung bekommen, dass ich nicht nachlässig, sondern fleißig war und niemanden enttäuscht habe.

Dieser Tag ist noch lange nicht zu Ende.

Er sollte der drittwichtigste Tag des Klinikaufenthaltes werden.

Der Stolz (Teil 1)

Am gleichen Tag, im Zimmer meiner Psychologin.

»Wie geht es Ihnen heute?«

»Ich weiß es ehrlich gesagt nicht.«

»Versuchen Sie, es mir zu erzählen.«

Ich lache.

»Der Sporttherapeut hat mir heute MTT-Verbot für den nächsten Tag erteilt.«

»Wirklich? Wie ist es denn passiert?«

»Ich habe wohl zu viel trainiert. Ich soll mich erholen.«

»Haben Sie?«

Ich kann nicht gleich antworten.

»Ja, habe ich.«

»Können Sie mir erzählen, warum Sie es getan haben?«

Ich brauche wieder einen Moment.

»Ich hasse mich«, sage ich schließlich mit einem Seufzen.

Die Psychologin schaut mich weiter freundlich an.

Ich rede weiter: »Ich konnte meinen Anblick im Spiegel nicht ertragen. Ich habe mich jahrelang so gehen lassen. Ich frage mich, was meine Partnerin eigentlich an mir findet. Ich bin so fett und hässlich geworden, obendrein faul und träge. Ich fühle mich nutzlos, wertlos.«

»Wie war es denn früher?«

»Früher war ich zumindest beweglicher, sportlicher.«

»Konnten Sie sich früher mehr leiden?«

»Ich weiß es nicht. Ich glaube, nicht. Ich habe mich nie sonderlich gemocht. Ich habe immer an mir gezweifelt. Es gab immer etwas an mir auszusetzen.«

»Dabei hätten Sie, wenn ich mir Ihren Werdegang so ansehe, viele Gründe, auf sich stolz zu sein«, schaut sie mich empathisch an.

Ich stocke. Ich bringe keine Wörter mehr aus meinem Kopf heraus. Ich bin erstarrt und schaue meine Psychologin wortlos an. Sie merkt es, überlegt kurz. Dann stellt sie die entscheidende Frage: »Sind Sie nicht stolz auf sich?«

Stolz. Ein schweres, so bedeutungsvolles Wort.

Was bedeutet Stolz?

Was bedeutet es, stolz auf sich zu sein?

Etwas, das mir im Zusammenhang mit dem Begriff einfällt, ist tief in meiner Kindheit verankert.

Integration und deren Folgen

Juli 1995. Seoul, Südkorea.

»Wir ziehen nach Deutschland,« verkündet mein Vater.

Ich bin nicht sonderlich aufgeregt oder freudig oder traurig. Dann ist es halt so. Ich bin zehn Jahre alt, habe diese zehn Jahre in einem Stadtteil von Seoul verbracht und kann mir unter Deutschland ohnehin nichts vorstellen.

Vater bekommt eine auf fünf Jahre befristete Stelle in der Europazentrale seines Unternehmens in Frankfurt am Main angeboten und meine Eltern entscheiden nach kurzer Bedenkzeit, das Abenteuer anzugehen. Wir hätten nie gedacht, dass wir mal das Ausland zu sehen bekommen, und es wären ja nur fünf Jahre, danach kämen wir wieder zurück. Meine Schwester und ich hätten die Chance, eine Fremdsprache zu erlernen, die Welt zu sehen, es kann ja nur vorteilhaft sein.

Wir besuchen noch auf die Schnelle einen Sprachkurs, der allerdings nichts bringt, es ist zu kurzfristig. Als wir Ende August in Deutschland ankommen, habe ich nur drei Wörter komplett verinnerlicht: »ja«, »nein« und »Apfel«. Warum Apfel? Es beginnt mit A, der erste Buchstabe des Alphabets. Viele andere Wörter fallen mir mal ein, dann wieder nicht. Am Frankfurter Flughafen angekommen, nehme ich zwar Menschen wahr, ich kann die vielen Eindrücke allerdings nicht verarbeiten, weil ich zu sehr eingeschüchtert bin. Ein koreanischer Kollege vor Ort holt uns ab und fährt uns in unsere neue Wohnung. Es gibt mir ein wenig Sicherheit, einen Landsmann, der Koreanisch spricht, zu sehen.

»Die Schilder sind ja gelb! Und wir fahren so schnell!«, staune ich, als wir mit fast zweihundert Stundenkilometern auf der A3 in Richtung Hanau fahren. In Korea haben wir noch gejubelt, wenn wir auf der Autobahn mal schneller als hundert fahren konnten. Die Fahrt bis nach Hanau dauert rund zwanzig Minuten, sie fühlen sich für mich jedoch wie zwanzig Sekunden an.

Wir kommen in unserer neuen Wohnung an. Der Möbeltransport verzögert sich, in der gesamten Wohnung befinden sich lediglich vier provisorisch hergerichtete Matratzen. Ansonsten hängt in jedem Zimmer eine nackte Glühbirne. Zwischen den kahlen Wänden hallen unsere Stimmen, es wirkt trist. In einem der leeren Zimmer verbringe ich die erste Nacht, schwer beeindruckt von der Umstellung – neue Wohnung, neue Stadt, neues Land, neue Zeit.

In der darauffolgenden Woche bin ich zum ersten Mal in der Schule, in die ich ab sofort gehen soll. Es ist ein Gymnasium. Die gesamte Familie sitzt beim Rektor, der mich willkommen heißt. Eine Kollegin meines Vaters, die mitgekommen ist, übersetzt, dass die Schule bereits mit koreanischen Kindern gute Erfahrungen gemacht habe und der Rektor zuversichtlich sei, dass ich mich schnell einleben werde. Ich bin immer noch wie versteinert und kämpfe mit den neuen Eindrücken. Gleich am darauffolgenden Montag soll es losgehen, das Schuljahr hat bereits begonnen.

Meine Eltern sind auch zuversichtlich. Schließlich bin ich in der Grundschule in Korea durchgehend Klassenbester gewesen. Der

Satz, den meine Eltern oft gehört haben und der sie sichtbar glücklich gemacht hat, war: »Ihr müsst stolz sein.«

Sie waren stolz. Und aus meiner Sicht, also der Sicht eines zehn Jahre alten Jungen, sind sie auch diesmal sicher, dass ich sie stolz machen werde.

Es ist meine Pflicht als ihr Kind, sie stolz zu machen.

Dieses Vorhaben gelingt mir am ersten Tag denkbar schlecht.

Erster Schultag, ich stehe am Münztelefon im Schulgebäude. Ich werfe die Notfall-Münzen, die mir meine Mutter gegeben hat, hinein und wähle die Nummer, die auf dem Zettel steht. Noch bevor das erste Klingeln vorbei ist, ist Mutter am Telefon. »Ist irgendetwas passiert?«

»Es ist niemand da«, antworte ich monoton. Ich bin am Telefon erstarrt.

»Wie, es ist niemand da?«

»Die Tür ist abgeschlossen. Es ist niemand da.«

»Hast du auch wirklich das richtige Klassenzimmer gefunden?«

»Ja. Es ist niemand da. Was mache ich jetzt?«

»Ich weiß es auch nicht, Sohn«, seufzt sie.

Ich gehe zurück und bleibe vor der Zimmertür stehen. Zur dritten Schulstunde trudeln die Mitschüler langsam ein. Der Klassenlehrer kommt dann auch und schließt die Tür auf. Ich frage ihn mit ein paar Brocken Englisch und mit Händen und Füßen, was in den ersten zwei Stunden gewesen sei. Er erklärt mir, dass diese Stunden ausgefallen seien und dass es einen Vertretungsplan gibt, auf den man täglich schauen müsse. Er nimmt sich sogar die Zeit, mit mir dort hinzugehen und mir den Plan zu zeigen.

Ich weiß, Mutter macht sich große Sorgen, also bleibe ich nach außen hin cool und verstecke meine Panik, die mich den ganzen Tag nicht mehr verlässt. Zu Hause erzähle ich locker und gelassen, dass die Stunden ausgefallen seien und alles in Ordnung sei.

In der zweiten Woche wird es nicht besser. Eines Nachmittags gibt es einen Zwischenfall an der Bushaltestelle. Der Schultag ist vorbei. Vormittags hatten wir Deutschunterricht und mussten ein Diktat schreiben. Ich habe ganze drei Wörter geschafft und bin danach vor einem fast leeren Blatt gesessen. Ich habe gut zugehört, aber herzlich wenig verstanden. Die Minuten haben sich wie Stunden angefühlt. Dementsprechend bin ich völlig ausgelaugt, als der Bus endlich kommt.

Wie es nun mal oft so ist, ist der Schulbus rasch voll. Ich kann gerade noch einsteigen, werde aber dann direkt hinter der Tür eingezwängt. Der Bus fährt los.

Ich habe ein Problem.

Ich habe noch keine Monatskarte und überbrücke die Zeit mit einem »Mehrfach-Fahrschein« zum Abstempeln. Das Stempelgerät ist auf der anderen Seite. Unerreichbar. Ich kann mich ja nicht bewegen. Kein Problem, denke ich, wenn der Bus dann in der Stadtmitte anhält und alle aussteigen, kann ich den Fahrschein abstempeln und im Anschluss umsteigen. Ich halte den Fahrschein fest in meiner Jackentasche, das Stempelgerät im Blick. Bloß nicht vergessen.

Nach zehn Minuten kommt der Bus am Busbahnhof an. Endstation für diesen Bus. Ich lasse andere Kinder sich an mir vorbeizwängen und wundere mich, warum alle nicht schnell aussteigen wie sonst.

Vor der Tür steht ein Mann. Er schaut sich die Fahrscheine der Kinder an. Ein Kontrolleur, realisiere ich. Ich werde nervös. Ich muss den Fahrschein unbedingt abstempeln. Manche Kinder murmeln irgendetwas in meine Richtung, ich nehme an, sie beschweren sich, weil ich nicht aussteige. Als nach einigen Sekunden genug Platz im Bus ist, gehe ich zum Stempelgerät und schiebe meinen Fahrschein hinein.

Das mir bekannte »Klack!«-Geräusch fehlt.

Ich schiebe den Fahrschein wieder und wieder hinein. Es tut sich nichts. Der Busfahrer hat alles abgeschaltet. Auch das Gerät.

Ich spüre, wie mir heiß wird.

Nach weiteren vergeblichen Versuchen steige ich als Letzter aus. Der Mann spricht mich an.

»Ich … Karte …« Ich zeige auf den Schein, dann zum Stempelgerät. Der Mann schaut verständnislos. Er sagt etwas. »Karte … da …« Ich zeige erneut verzweifelt zum Stempelgerät.

Er sagt irgendwas. Zwischen all den vielen Worten verstehe ich irgendwann, dass er meine Daten aufschreiben will. Ich hole meinen Reisepass aus der Schultasche und kämpfe dabei mit den Tränen. Ich darf mir hier jetzt keine Blöße geben. Er schaut sich den Pass an und schreibt etwas auf. Er gibt mir den Pass zurück, sagt wieder etwas, hebt einen Zeigefinger. Ich bin so durch den Wind, selbst wenn meine Deutschkenntnisse besser wären, ich würde nichts verstehen. Ich bin zehn Jahre alt, ohne die Möglichkeit, mich richtig zu verständigen, völlig auf mich allein gestellt, in einem fremden Land.

Panisch und gleichzeitig wütend nehme ich meinen Reisepass entgegen und gehe.

Ich kann nicht in den Anschlussbus einsteigen. Ich laufe den Busweg entlang bis nach Hause. Der längste Marsch meines Lebens.

Mutter öffnet die Wohnungstür, und in dem Moment fließen die Tränen. Ich erzähle ihr, was passiert ist, unterbrochen von mehreren Heulkrämpfen. Das wird jetzt eine Strafe von 40 D-Mark geben, ich habe zwei 20-D-Mark-Scheine im Bus abgebildet gesehen und weiß, was das bedeutet. Wir haben doch so wenig Geld. Es ist alles so ungerecht. Ich habe doch versucht, dem Mann zu erklären, dass ich gar keine Möglichkeit hatte, den Fahrschein abzustempeln. Mutter muss mich beruhigen.

Ein Bußgeldbescheid kommt übrigens nie an. Erst viele Jahre später begreife ich, dass der Mann wohl versuchte, mir zu sagen, dass er verstanden hat und dieses eine Mal eine Ausnahme macht.

Tage, Wochen, Monate vergehen. Ich mache Fortschritte. Ein Klassenkamerad nimmt mich mit zum Handballtraining. Ich beherrsche die deutsche Sprache etwas besser, und der Sport kommt mir sehr entgegen. Einfache, verständliche Anweisungen. Vieles kann ich zudem bei den anderen abschauen. Ich fühle mich zugehörig und mein Spielerpass fühlt sich an wie eine Eintrittskarte in eine neue Welt.

Beim dritten Diktat schaffe ich schon einige Sätze. Und dann, im zweiten Halbjahr, kommt mein erstes echtes Erfolgserlebnis, eine Klassenarbeit in Mathematik. Der Stoff ist einfach: Was in Deutschland in der fünften Klasse unterrichtet wird, habe ich in Korea bereits in der dritten und vierten Klasse gelernt. Die Rechenaufgaben sind eine willkommene Übung. Anders die Textaufgaben. Manche verstehe ich zur Hälfte, manche gar nicht. Ich schaue mir die Zahlen an, reime mir zusammen, was gefragt sein könnte, und schreibe die entsprechende Antwort dazu.

Es wird die Note »Eins«, ohne jegliche Fehler.

Die Lehrerin holt mich zu sich, als sie eine Woche später die korrigierten Arbeiten austeilt. Sie lässt mich auf ihren Stuhl steigen, lobt mich vor den Mitschülern und lässt alle applaudieren. Ich kann es kaum erwarten, nach Hause zu kommen und es Mutter zu erzählen. Ich kann meinen Eltern endlich eine große Freude machen.

Endlich sind sie wieder stolz auf mich.

Diese Erlebnisse prägen mich. Sobald ich die Wohnung verlasse, können meine Eltern mir nicht helfen, dann bin ich auf mich allein gestellt. Ich fühle mich außerhalb der eigenen vier Wände hilflos und brauche Unterstützung von anderen. Um diese Unterstützung, also Schutz zu bekommen, muss ich dazugehören. Ich muss mich einer Gruppe anschließen, in diesem Fall meinen Schulkameraden. In dieser Gesellschaft fühle ich mich wie ein Fremdkörper. Mein Aussehen kann ich nicht ändern, mein Verhalten jedoch schon. Ich achte permanent darauf, mich genauso zu verhalten wie die anderen aus meiner Klasse. Dadurch, dass ich mich auf das Verhalten anderer konzentriere und dieses zu kopieren versuche, setze ich mich immer weniger mit mir selbst auseinander. Gerade in einer Phase, in der man zu einer Persönlichkeit reift und herausfindet, wer man selber ist, mache ich das Gegenteil: Ich negiere meine Eigenschaften, vieles von dem, was mich ausmacht. Eine enorme Unsicherheit macht sich in mir breit. Diese Unsicherheit wird verstärkt durch den Druck, den ich selbst auf mich ausübe, sowie durch die Erwartungshaltung meiner Eltern, die felsenfest davon überzeugt sind, dass ich alles mit Bravour schaffen werde. Es gelingt mir nicht ausreichend, Selbstbewusstsein zu entwickeln. Stattdessen hängt mein Selbstwert stets von der Beurteilung anderer ab; bereits eine einzige kritische Stimme kann mich im Innern erschüttern.

Ich befinde mich von Kindesbeinen an auf einem Schiff auf stürmischer See – die anderen Menschen sind die Reling, an der ich mich festhalte.

Diese Umstände dürften meine spätere depressive Erkrankung zumindest begünstigt haben. Da ein Teil meines Selbst früh reifer werden musste, entstand in mir eine Dissonanz, die eine innere Stabilität nicht zuließ – als würde die linke Hand am Klavier eine Dur-Tonart anspielen, während die rechte Hand eine Melodie in Moll-Tonart spielt. Mein Fokus richtete sich stets auf die Reaktion der anderen und nicht auf mein Inneres, sodass der andere Teil in mir, der nicht so früh reifen musste, umso länger kindlich blieb, ohne sich selbstständig entwickeln zu können.

Ich muss besser sein als andere

Nach zwölf Monaten in Deutschland schaffe ich es zum ersten Mal, ein Diktat komplett mitzuschreiben. Meine Noten sind recht passabel. In der Schule gelte ich als Streber und Schleimer, weil ich alle Lehrer freundlich grüße und mich mit der Note »Zwei« nicht zufriedengebe. In Korea kannte ich nur die Note »Eins«, da muss ich möglichst wieder hin. Bildung hat in meiner Familie einen sehr hohen Stellenwert. Ich soll schließlich studieren und erfolgreich werden, um viel Geld zu verdienen. Um dazuzugehören, unternehme ich alles, ich will akzeptiert werden und beliebt sein. Wenn jemand Hilfe braucht, bin ich zur Stelle. Befindlichkeiten anderer werden mir wichtiger als meine eigenen. Ich lerne, zuzuhören und einfühlsam auf andere einzugehen.

Außerdem darf man als Ausländer auf keinen Fall negativ auffallen. Ich erlebe immer wieder, wie es gleich »Scheißausländer!« heißt, wenn etwas Negatives passiert und ein Ausländer involviert ist. Ich lerne schnell, mich in der Öffentlichkeit jederzeit ruhig zu verhalten, ich darf keinen Streit anfangen. Ich muss mich immer regelkonform verhalten, damit ich zumindest nicht abgelehnt werde.

In diesen jungen Jahren interpretiere ich die Welt so, dass es mehr darauf ankommt, was andere für richtig halten. Das habe ich so sehr verinnerlicht, dass es mir auch heute noch phasenweise schwerfällt, ich selbst zu sein. Ich funktioniere dafür gerne für andere. Ich habe nicht gelernt, was es bedeutet, sich selbst zu lieben. Ich begreife Liebe als etwas, was ich nur selbst nach außen geben oder von außen bekommen kann.

Weil ich mich als Jugendlicher stark anpasse, bleibe ich selbst irgendwann auf der Strecke. Oder anders: Während andere Menschen ein Haus von Grund auf aufbauen, mit einem tragfähigen Fundament und ordentlichen Materialien, habe ich ein von außen recht nett aussehendes Kartenhaus gebaut, das schnell umgebaut und umdekoriert werden kann, wenn es für bessere Resonanz sorgen kann. Aber es ist ein Kartenhaus und zerfällt bereits bei einer sanften Brise. Die Fragilität lässt mich psychisch nicht stabil werden, im Gegenteil: Es ist ein schleichender Prozess, an dessen Ende die Diagnose Depression steht.

Hinzu kommt, dass ich in Deutschland rasch zum Familienoberhaupt werde. Ich bin derjenige, der am schnellsten Deutsch lernt. Mit elf, zwölf Jahren diskutiere ich beim Ausländeramt mit den Sachbearbeitern über fehlende Unterlagen, wenn es um die Verlängerung der Aufenthaltsgenehmigung geht. Ich bin bei Arztterminen meiner Eltern dabei und übersetze. Ich bin für Behördenbriefe, Schreiben von Versicherungen und Bankunterlagen zuständig. Ich mache es immer gerne, es ist für die Familie, aber meine Pubertät läuft halb an mir vorbei. Während andere Jungs mit vierzehn oder fünfzehn die erste Freundin haben, stehe ich in der Ecke und blicke neidvoll in ihre Richtung. Ich bin nun mal anders. Ich bin weder groß und schlank wie die anderen noch sehe ich gut aus.

Umso erfolgreicher muss ich also sein, um diese Nachteile auszugleichen.

Nach fünf Jahren entscheiden meine Eltern, dass es für uns Kinder besser wäre, die Schulausbildung in Deutschland abzuschließen. Ein erneuter Schul- und Kulturwechsel wäre zu viel. Vater findet schließlich eine neue Stelle, und wir werden endgültig sesshaft in Deutschland.

Da ich ein Musterschüler bin, ist es nicht überraschend, dass ich mein Abitur mit einem Notendurchschnitt von 1,6 ablege. Ich ziehe aus dem Elternhaus aus und beginne ein Jurastudium – während dieser Zeit habe ich zum ersten Mal eine Freundin. Trotzdem haben meine Eltern Schwierigkeiten damit. Da sie die deutsche Sprache nicht so gut beherrschen, können sie sich mit meiner Freundin auch nicht so gut verständigen. Die kulturellen Unterschiede werden deutlich sichtbar. Beide Seiten kommen damit nicht zurecht: Sie werden nicht warm miteinander. Ich stehe dazwischen und entscheide mich für die Freundin, doch dadurch entferne ich mich Stück für Stück von meinen Eltern. Als die Beziehung nach dreieinhalb Jahren zerbricht, gibt es keinen Weg zurück ins Elternhaus. Aber ich will auch gar nicht zurück, sondern will auf eigenen Füßen stehen. Alles, was mit Korea zu tun hat, ist mir hinderlich geworden. Meine Zukunftsperspektive ist voll auf Deutschland ausgerichtet: Ich studiere Jura in Deutschland, deshalb werde ich auch nur hier arbeiten können. Für mich ist eins mittlerweile klar: Deutschland ist meine Heimat. Korea ist ganz weit weg.

Den früheren Byung Jin gibt es nicht mehr.

Es folgt das Rechtsreferendariat. Nach dem Bestehen des Zweiten Staatsexamens ziehe ich zu meiner neuen Freundin, in ihrer Heimatstadt bekomme ich eine Stelle als Rechtsanwalt in einer mittelständischen Kanzlei. Die Hochzeit folgt bald, sie findet ohne meine Familie statt. Wir haben uns vollständig entfremdet und reden kaum noch miteinander. Ich habe zu diesem Zeitpunkt praktisch keine Eltern und keine Schwester mehr, und es ist mir egal. Ich bin nur noch mit mir und den anderen Menschen in meiner unmittelbaren Umgebung beschäftigt.

Jeder – außer meiner Familie – kann mit mir reden. Ich trinke, ich rauche, bin ein geselliger Mensch, der es schafft, dass sich andere in seiner Gesellschaft wohlfühlen. Ich reiße viele Witze, die meisten über mich selbst. Alle haben immer etwas zu lachen bei mir.

Nach außen hin läuft also alles reibungslos.

Ich habe – aus meiner Sicht – meine Eltern im Ergebnis stolz gemacht.

Ich habe meine Aufgabe erfüllt.

Danach habe ich sie durch mein Verhalten – dem Abkapseln von der Familie und dem Ignorieren ihrer Vorschläge und Einwendungen – bitter enttäuscht, das spielt aber keine Rolle mehr.

Leider war es über Jahre hinweg mein einziges Ziel, meine Eltern stolz zu machen. Ich habe nicht gelernt, mich selbst in den Mittelpunkt zu stellen, meine Wünsche, meine Bedürfnisse, mein Ich. Stattdessen habe ich mir eine feine Antenne für die Stimmungen und Gefühle anderer angeeignet. Ich kann mich wunderbar anpassen und mache jedes Gespräch, jede Situation so angenehm wie möglich für andere Menschen.

In dieser Zeit nabele ich mich komplett von meiner Familie ab und schmeiße damit sozusagen die Stützräder weg, lange bevor ich das Radfahren überhaupt halbwegs beherrsche. Anstatt nun selbst fahren zu üben, schiebe ich lieber andere an. Ich kann mich wunderbar um andere Menschen kümmern. Mit mir selbst kann ich nichts anfangen, ich fühle mich nicht wohl, wenn ich allein bin. Also kümmere ich mich nur noch um andere Menschen, passe mich ihnen an, biete Lösungen für ihre Probleme. Meine eigenen, gravierenden Probleme ignoriere ich. Was weit weg ist, stört mich auch nicht. Ich suche mir geradezu Probleme anderer Menschen, damit ich helfen und darin aufgehen kann.

Es ist kein Wunder, dass ich mich irgendwann selbst nicht mehr kenne.

Ich weiß nicht, was mich wirklich ausmacht.

Ich weiß nicht, was ich mag und liebe.

Ich weiß nicht, was mir guttut.

Ich weiß nicht, wie ich mir helfen kann.

Ich habe mich verloren.

Der Stolz (Teil 2)

»Sind Sie nicht stolz auf sich?«, fragt meine Psychologin.

»Nein.«

Ich will weiterreden, kann es aber nicht.

Tränen steigen in mir auf. »Ich war nie wirklich stolz auf mich.«

Die Tränen fließen. »Anders: Ich habe nie wirklich darüber nachgedacht, ob ich stolz bin, ob ich überhaupt selbst stolz sein darf.«

Ich stocke und fange an zu schluchzen. »Wichtig war mir, dass ich meine Eltern stolz mache. Sie haben so viel für mich geopfert. Mein Wohl kam für sie an erster Stelle und ihr Glück kam für mich an erster Stelle. Ich habe mich nie gefragt, ob ich stolz auf mich bin. Die Frage musste ich nie beantworten. Die Antwort meiner Eltern war die entscheidende, nicht meine Antwort. Ich war und bin nicht gut genug für mich. Es gab immer etwas, das besser sein kann. Ich war nie zufrieden mit mir.«

Natürlich steht auch bei der Psychologin in der Klinik eine Box mit Taschentüchern auf dem Tisch. Ich hasse diese Dinger jetzt schon. Ich heule fünf Minuten lang, verbrauche gefühlt zwanzig Taschentücher, bevor ich mich halbwegs wieder beruhigen kann. Die Psychologin wartet geduldig, schaut mich empathisch an. All das hilft mir. Sie gibt mir das Gefühl, dass ich willkommen bin und dass es völlig in Ordnung ist, hier und jetzt zu weinen.

Ich erzähle ihr von meiner Kindheit. Dann über die Entfremdung. Ich sage ihr, dass ich mich dafür im Nachhinein schäme. Ich hasse mich auch dafür, dass ich meine Eltern so verletzt habe. Ich habe Schuldgefühle. Mein Kopf sagt mir, dass ich auf ganzer Linie versagt habe.

Die Psychologin hört mir bis zum Ende zu und sagt: »Es ist eine großartige Leistung, Herr Park. Ihr Werdegang.«

Ich antworte nicht.

»Und ich glaube, Sie wissen es auch. Sie wirken auf mich sehr reflektiert. Ihr Fokus mag all die Jahre auf andere Menschen, früher insbesondere auf Ihre Eltern gerichtet gewesen sein. Aber ich glaube, so wie Sie mir das alles geschildert haben heute, wissen Sie sehr genau, dass es Gründe genug gibt, stolz auf sich zu sein. Sie haben sicherlich schon oft genug gehört, dass es keine Selbstverständlichkeit ist, als Kind in ein fremdes Land zu kommen und das alles so zu schaffen.«

Ich schweige weiter. Ich habe diesen Satz oft gehört. Sehr oft. Zugleich habe ich diesen Satz nie angenommen.

Vielleicht ist es Zeit, das zu ändern.

Die Psychologin wechselt das Thema. »Wie haben Sie sich gefühlt, als der Sporttherapeut Ihnen sagte, dass Sie genug getan haben und eine Pause einlegen müssen?«

»Ich muss sagen, es war wie eine Befreiung.«

»Wie meinen Sie das?«

»Ich habe die Bestätigung von außen gebraucht, dass ich gewissenhaft und motiviert hier dabei bin. Natürlich wollte ich auch etwas für meinen Körper machen. Im Grunde aber wollte ich mich einerseits bestrafen, andererseits habe ich nach Anerkennung gesucht.«

»Sie können sich also nun sicher sein, dass Sie bislang mehr als gut mitgearbeitet haben, dass Sie wirklich genug getan haben.«

»Ja.«

»So wie Sie ja vorhin geschildert haben, wie wichtig Ihnen die Meinung und Bestätigung anderer Menschen waren und sind. Vielleicht gelingt es Ihnen dann aber auch, zu sich selbst zu sagen, dass Sie es gut gemacht haben.«

»Möglich.«

»Dass Sie stolz auf sich sind.«

Wieder Tränen. Ich nicke stumm.

»Wie ist es Ihnen mit der Aufgabe ergangen, die wir letzte Woche definiert haben? Ihre Gefühle wahrnehmen und registrieren?«

Ich trockne meine Tränen und erzähle ihr von der Musik in der Harry-Potter-Halle, wie ich dieses Glücksgefühl in meinem Körper, in meiner Brust, lokalisieren konnte. Beim Gedanken daran lächle ich wieder.

»Ich schlage vor, Sie beobachten weiter und halten es fest, wenn Sie Ihre Gefühle identifizieren können. Legen Sie Ihren Fokus auf die innere Steuerung und versuchen Sie, ihr Sportprogramm in den kommenden Tagen besser zu dosieren.«

»Ich glaube irgendwie, dass ich das jetzt auch kann. Wissen Sie, die Schinderei hatte doch einen guten Grund.«

»Welchen?«

»Ich bin körperlich so dermaßen kaputt, dass ich mich gegen mein Inneres nun nicht mehr wehren kann. Deshalb kam hier und heute alles heraus. Ich hatte mich gegen all die negativen Gefühle gewehrt, wollte sie nicht hinauslassen. Ich bin es auch so gewohnt. Mir wurde beigebracht, dass man nach außen keine Gefühle zeigt, negative Gefühle erst recht nicht. Das Zeigen von Gefühlen wurde als Schwäche ausgelegt. Deshalb habe ich alles in mir fest verschlossen. Ich glaube, all das in den letzten zwei Wochen war richtig und wichtig. Ich fühle Erleichterung.«

Meine Psychologin lächelt.

Nina

Vor der Abreise in die Klinik hatten Nina und ich eine kurze Diskussion.

»Ich sehe dich dann sechs Wochen lang nicht!«

»Na, dann komm doch hin.«

»Soll ich?«

»Ja, mach doch. Ich kann dir dann das Hotel zur lockeren Schraube zeigen, damit du weißt, wo dein irrer Mann untergebracht ist.«

»Du bist doof!«

»Sage ich doch.«

Was als vermeintlicher Spaß begonnen hat, mündet in konkreter Planung und Umsetzung. Es ist fest abgemacht, dass Nina mich besuchen kommt, sobald ich mich in der Klinik eingewöhnt habe.

Gerade in dieser wichtigen Umbruchphase, als ich zusammen mit der Psychologin meinen Gefühlen auf die Spur komme, kommt Nina in Bernau an. Ich hatte zuvor Bedenken, dass sie sich hier langweilen würde. Schließlich habe ich jeden Tag Anwendungen und Termine, vor 17 Uhr kann ich die Klinik nicht verlassen. Der vorherrschende Gedanke war bis dahin also: Jetzt fährt sie so weit, um mich zu sehen, um mich moralisch zu unterstützen. Ich muss doch mit ihr viel unternehmen, für sie da sein.

Ich war solch ein Trottel.

Als ich nach dem Gespräch mit meiner Psychologin am späten Nachmittag die Klinik verlasse, habe ich ein regelrechtes Wechselbad der Gefühle hinter mir. Ich kann nicht einmal sagen, ob es mir gerade gut oder schlecht geht. Unsere Beziehung läuft wie ein Kinofilm in meinem Kopf ab.

Mein bis dato am häufigsten zu Nina gesagter Satz ist: »Ich kann es nicht fassen, dass du mit so jemandem wie mir zusammen bist.«

Der zweithäufigste Satz: »Was willst du eigentlich überhaupt mit mir?«

Ich denke nach.

Was bezwecke ich mit diesen Sätzen?

Ich halte mich selbst klein. Ich selbst bin nicht von mir überzeugt. Im Gegensatz zu mir ist Nina ein wundervoller Mensch, der sowohl innere als auch äußere Schönheit ausstrahlt. »Eine andere Liga«, wie es so schön heißt, nicht wahr? Sie ist deutlich jünger als ich, 15 Zentimeter größer, hat Modelmaße. Sie hat noch die ganze Zukunft vor sich, könnte jeden haben. Dann komme ich, der kleine Dicke, getrennt lebend, ein Kind aus der letzten Ehe, depressiv. Ich habe keine Gründe, stolz auf mich zu sein, geschweige denn, mich gut zu finden. Im Kern sind diese Sätze ernst gemeint, auch wenn die dazugehörige Wahrheit verzerrt ist, was ich aber erst nach und nach begreife.

Ich kann es ja wirklich nicht fassen.

So viel zum Zweck. Was aber bewirke ich mit diesen Sätzen?

Im Ergebnis ziehe ich mit solchen Aussagen Ninas Reife und Entscheidungskompetenz in Zweifel. Sie ist aber ein erwachsener Mensch. Sie ist sehr wohl in der Lage, für sich selbst zu beurteilen, welchen Menschen sie gut findet, mit welchem Menschen sie zusammen sein will. Ich nehme mir mit diesen Sätzen das Recht heraus, darüber besser urteilen zu können als sie selbst. Solange ich diese Sätze immer und immer wieder sage, drücke ich damit aus, dass ich Nina nicht ernst nehme. Ihre Meinung, ihre Gefühle sind in diesen Momenten unbedeutend.

Unfair?

Sie sieht Gutes in mir. So gut, dass sie ihre Zeit mit mir verbringen möchte. Ihr Urteilsvermögen ist sicherlich intakt. Aus welcher Perspektive muss ich also diese Probleme, die in mir wüten, betrachten?

Richtig.

Ich muss mich von mir, von meinen Dämonen lösen.

Sie ist glücklich mit mir – trotz allem, was ich gerade in unserer ersten gemeinsamen Zeit durchgemacht habe.

Vielleicht hat sie recht?

Vielleicht bin ich doch ein guter Mensch?

Könnte das stimmen?

Habe ich diese Alternative je in Betracht gezogen?

Nein.

Warum fange ich nicht damit an?

Während ich das kurze Stück zu Ninas Hotel fahre, führe ich dieses innere Streitgespräch mit mir selbst. Ich habe Schwierigkeiten, mich auf den Verkehr zu konzentrieren. Zweimal würge ich den Motor an der Ampel ab. Deshalb halte ich kurz an einer Parklücke, um besser nachdenken zu können.

Bin ich stolz auf mich?

Darf ich stolz auf mich sein?

Ich beginne von vorn.

Ich bin mit zehn Jahren ohne Sprachkenntnisse nach Deutschland gekommen. Ich habe es geschafft, die Sprache zu erlernen und mich zu integrieren. Ich habe einen guten Schulabschluss geschafft, das anschließende Studium ebenso. Ich bin inzwischen Rechtsanwalt, dem die Mandanten vertrauen und mit dem sie gerne zusammenarbeiten. Ich bin ein freundlicher, höflicher Mensch geblieben, und auch wenn ich nach wie vor zu streng mit mir selbst bin, kann ich gleichzeitig sagen: Ich bin reflektiert. Zwar ist die Ehe, die immerhin »bis dass der Tod uns scheidet« sein sollte, gescheitert, aber ich bin nun in einer glücklichen Beziehung mit einer wundervollen Frau. Ich habe eine Tochter – die beste Tochter der Welt.

Ich habe im bisherigen Leben sehr wohl etwas geschafft.

Etwas, das nicht selbstverständlich ist.

Es gibt Menschen, die im Leben mehr erreichen, andere weniger. Wichtig ist aber vor allem: Es spielt keine Rolle, was andere Menschen können oder schaffen. Ich habe die Aufgaben meines bisherigen Lebens im Großen und Ganzen gut gemeistert.

Ich darf das doch sagen, oder? Dass ich alles so weit gut gemeistert habe?

Darf ich sagen, dass ich stolz auf mich bin?

Ich fahre endlich weiter. Als ich im Hotel ankomme und Nina umarme, bin ich auffällig still und noch mit mir selbst beschäftigt. Tags zuvor, als ich sie am Bernauer Bahnhof abholte, war ich gesprächiger.

Nina schaut mich fragend an.

»Alles in Ordnung?«

»Alles in Ordnung. Wie war dein Tag?«, weiche ich ihrer Frage schnell aus.

»Ich hatte einen schönen Tag mit Wellness! Die Anlage hier ist wundervoll und ich habe meine Ruhe. Es tut mir so gut, dass ich wirklich Zeit für mich habe.« Nina strotzt geradezu vor Energie.

»Dir war nicht langweilig?«, frage ich skeptisch.

»Warum sollte mir langweilig sein? Ich habe die Tage hier straff durchgeplant! Ich habe genug zu tun.«

Sie strahlt.

Noch mehr als sonst.

Ihr Lächeln wärmt mein Herz.

Meine Sorgen waren unbegründet. Sie wusste von Anfang an, dass sie hier viel Zeit alleine verbringen würde, und hat diese Zeit entsprechend geplant und gestaltet. Sie genießt es, auch mal allein zu sein, etwas für sich selbst zu tun. Und jetzt, wo ich da bin, freut sie sich auf unsere gemeinsame Zeit.

Sie hat recht damit.

Wie war das noch mal mit ihrem Urteilsvermögen?

Nina erzählt mir weitere Einzelheiten von ihrem Tag. Leider höre ich ihr nicht wirklich zu. Stattdessen nehme ich wahr, wie sie mich anschaut. Diese Wärme. Diese Begeisterung. Diese Freude.

Diese Liebe.

Ich nicke ruhig. Dabei tobt in mir ein Sturm. Ich versuche, dieses Gefühl zu lokalisieren. Woher kommt es, was ist es? Ich suche weiter im Sturm und fühle, wie ich dabei beinahe wegfliege. Ich nehme ihre Hand, halte sie fest.

Sie gibt mir Halt allein durch ihr Sein.

Wir gehen aus ihrem Zimmer hinunter ins Restaurant. Auf dem Weg dahin kämpfe ich mich weiter durch den Sturm. Das Büffet ist wunderbar, ich müsste freudig-erregt sein, bin es aber nicht. Nina schaut skeptisch von der Seite, sagt aber nichts. In meinem Kopf geht es derweil munter weiter.

Auch das Thema Eifersucht, das mein Beziehungsleben bislang hartnäckig begleitet hat, ist Teil dieses Gefühlsstrudels. Warum bin ich in jeder Beziehung eifersüchtig gewesen? Weil ich – auf der Basis meines nicht vorhandenen Selbstbewusstseins – dachte, dass kein Mensch für immer und ewig mein Partner sein und bleiben möchte. Weil ich dachte, dass mir immer Schlechtes passiert, und dazu gehört auch, verlassen zu werden. Wie in meiner allerersten Beziehung: verlassen für einen anderen. Das hat meine Sicht auf Beziehungen geprägt. Jede Frau wird früher oder später einen Kerl finden, der besser ist als ich – was keine Kunst ist –, und mich verlassen.

Okay, Erlebnisse hin, Prägung her. Was ist mit der Perspektive der Frau?

Sie hat sich für mich entschieden.

Sie vertraut mir, dass ich diese Beziehung ernst nehme, dass wir gemeinsam daran arbeiten und zusammenwachsen. Sie will mit mir und an meiner Seite alt werden.

Wenn ich also Zweifel habe – was zu dieser Eifersucht führen *muss*: Worin liegt der Grund dafür?

In ihrer Person?

Nein.

In meiner Person?

Nein.

In meinem Kopf, meinem Denken?

Ja.

Könnte ich einfach nur glücklich sein, diese Frau an meiner Seite zu haben, und so manche Blicke oder Getuschel von außen genießen, anstatt eifersüchtig zu sein und eine Katastrophe zu erwarten, ja geradezu auf den Eintritt einer solchen zu warten?

Endlich mal eine richtige Frage, Byung!

Gibt es rationale Gründe, eifersüchtig zu sein?

Nein. Sie zeigt mir jeden Tag das Gegenteil.

Gibt es gute Gründe, sich auf sein Vertrauen zu verlassen?

Ja, auf jeden Fall.

Was hält mich davon ab, meine eigene Denkweise zu ändern, die Perspektive zu ändern, mir einen neuen Blickwinkel zuzugestehen?

Wieder ein Kurzfilm vor meinen Augen.

Unser erster Kuss.

Die gemeinsamen Ausflüge.

Meine Zusammenbrüche vor ihren Augen.

Ihre Tränen.

Stundenlanges Umarmen und Schweigen.

Unsere albernen und ernsten Gespräche auf Augenhöhe.

Das Händchenhalten auf der Straße.

Der Sex, der geprägt ist von Vertrauen und Liebe.

All die alltäglichen, liebevollen Kleinigkeiten, die mich daran erinnern, was sie für mich empfindet.

Während wir essen, höre ich Nina weiter zu. Ich gebe einsilbige Kommentare dazu. Immerhin schaue ich nicht mehr so nachdenklich.

»Ist wirklich alles in Ordnung mit dir? Du bist so still heute.«

»Alles in Ordnung. Wirklich.«

Sie schaut wieder skeptisch. Im Gegensatz zu meiner Psychotherapeutin und meiner Psychologin kann ich bei ihr ganz genau sehen, was in ihrem Kopf vor sich geht.

Plötzlich ist dieser Impuls da.

Diesmal kommt er aus dem Herzen. Ich kann das Gefühl lokalisieren. Es strömt langsam nach oben in mein Hirn. Ich lasse mir Zeit, um diesen Impuls vollends bei mir ankommen zu lassen. Es eilt nichts. Wir sind im Hier und Jetzt. Niemand und nichts drängt uns. Ich kann jede einzelne Sekunde in diesem Moment genießen.

Ich atme langsam durch, lege schließlich meine Gabel zur Seite und schaue ihr in die Augen.

Sie bemerkt meinen bedeutungsvollen Blick, verstummt und schaut mich erwartungsvoll an. Ich greife nach ihrer Hand.

»Ich kann es jetzt fassen«, sage ich, ganz langsam.

Sie braucht einen Moment, um zu realisieren, was ich meine. Ich sehe ihr an, dass sie zunächst Fragen hat. Dann macht es klick und tausend Gedanken strömen durch ihren Kopf.

Ihr Händedruck wird fester.

Mit Tränen in den Augen sagt sie schließlich:

»Ich liebe dich.«

»Ich liebe dich auch.«

»Und ich bin sehr stolz auf dich.«

Jetzt verstumme ich, mit Tränen in den Augen.

Wir wechseln nicht mehr allzu viele Worte. Wir essen, schauen uns immer wieder an, strahlen.

In dieser Nacht schlafe ich nach einer gefühlten Ewigkeit wieder richtig gut.

Ich bin stolz auf mich.

TEIL 3:

SICH SELBST AKZEPTIEREN

Wut ausdrücken lernen

Am nächsten Morgen wache ich auf und fühle mich wie neugeboren. Ohne Mühe schwinge ich mich aus dem Bett und starte in den Tag. Ich fühle mich mindestens um zwanzig Kilo leichter und von einem Teil dieser unheimlich schweren Last befreit. Ich verstehe endlich, was mit dem »symbolischen Rucksack auf dem Rücken« gemeint ist. Ich habe diesen Rucksack bislang als einen festen, untrennbaren Teil von mir wahrgenommen. Die morgendliche Achtsamkeitsübung gelingt mir gut und nach einem lockeren körperlichen Training geht es zu meiner Lieblingsanwendung – zur Musiktherapie.

Beim ersten Mal ist die Musiktherapie mit der Tanztherapie zusammengelegt worden. Zwei wundervolle, einfühlsame Therapeuten haben die Stunde gemeinsam geleitet. Wir liefen im großen Hogwarts-Saal umher und sangen uns gegenseitig zu, nachdem jeder zunächst in sich gehört und seinen Lieblingston durch Ausprobieren gefunden hatte. Bei diesem Ton blieb dann jeder von uns.

Es war erstaunlich: Durch die Schallwellen wurde das Gegenüber bereits spürbar, wenn es noch eineinhalb Meter weg war. Sofort kam mir der Gedanke, dass dieser imaginäre Kreis um mich herum wohl mein privater Bereich ist. Ab welcher Entfernung ist ein (fremder) Mensch mir zu nah? Was bedeutet das im Umkehrschluss? Was muss ich tun, wenn mein privater Umkreis gestört wird? Noch intensiver wurde die Übung, als alle dabei die Augen schlossen. Die Therapeuten hätten dafür gesorgt, dass es nicht zu Kollisionen kam – sie mussten jedoch gar nicht eingreifen. Alle waren so sehr auf ihre Sinne konzentriert, wir konnten die anderen im Raum immer rechtzeitig spüren. Dadurch, dass wir unseres Sehsinns beraubt waren, verstärkte sich die gegenseitige Rücksichtnahme.

Nun bin ich bei der ersten »richtigen« Musiktherapiestunde: In dem kleinen Raum voller Musikinstrumente sitzen acht Menschen, manche komplett ohne musikalische Kenntnisse, manche mit kaum oder viel Erfahrung – dementsprechend blicke ich in eine Reihe fragende Gesichter. Auch ich habe rund die Hälfte der Instrumente noch nie zuvor gesehen, so eine Vielfalt ist hier gegeben. Jeder soll zu einem bestimmten Thema – in diesem Fall nacheinander die Elemente Erde, Wasser, Feuer, Wind und Licht – ein Instrument auswählen, das seiner Meinung nach dazu passt. Die Gruppe beginnt dann unter Anleitung des Musiktherapeuten zu improvisieren.

Welch ein Chaos aus Klängen und Lärm! Jeder braucht eine Weile, um sich hineinzufinden, um auszuprobieren. In den ersten Minuten ist der Geräuschpegel unerträglich, schlimmer als der Verkehrslärm zur Rushhour.

Aber nach rund fünf Minuten geschieht ein kleines Wunder.

Es kristallisiert sich ein Rhythmus heraus, dem die Teilnehmer nacheinander folgen. Ein einfacher Rhythmus, schnell verinnerlicht. Es wird ein Rahmen geschaffen, innerhalb dessen die Teilnehmer sich frei bewegen und ausdrücken können.

Harmonie entsteht.

All die unterschiedlichen Instrumente sind in der Lage, innerhalb dieser Gruppe eine eigenständige, individuelle Note hinzuzufügen. Zugleich können sie sich auf ein gemeinsames Fundament einigen, auf welchem es weder einengend noch zu wackelig ist, um sich frei zu entfalten. Ich fühle hier in dieser Gruppendynamik etwas Ähnliches, was ich zuvor in der gemeinsamen Tanz-und-Musik-Stunde bereits erfahren habe: der eigene, persönliche Bereich, gegenseitige Rücksichtnahme, Vertrauen, Kommunikation, Harmonie, Verbindung. Während der Musik- und Tanztherapie auf der Eins-zu-eins-Ebene, hier hingegen auf der Gruppenebene.

Heute schlägt der Musiktherapeut vor, dass wir uns mit den unterschiedlichen Gefühlen beschäftigen. Es soll wieder improvisiert werden. Wir sammeln Begriffe und danach wird abgestimmt. Alle anderen in der Gruppe möchten zum Thema Freude oder Liebe musizieren.

Ich wähle die Wut.

Zu diesem Zeitpunkt ist mir die Tragweite meiner Entscheidung nicht klar. Ich wähle die Wut, weil sie etwas Negatives und auch etwas »anderes« ist. Ich möchte etwas anderes probieren und fände es spannend, so etwas wie Wut durch die Musik auszudrücken.

Der Musiktherapeut folgt der Mehrheit und schlägt vor, dass wir uns zunächst der Liebe und danach der Wut widmen.

Das Thema Liebe läuft wie erwartet ab. Alle haben Instrumente, die eher leichte, sanfte, hohe Klänge bieten. Ehrlich gesagt, ist mir das zu langweilig. Ich bin gespannt auf etwas Neues und freue mich darauf, als die Gruppe endlich die Improvisation zum Thema Wut beginnt. Viele, auch ich, haben eine Trommel oder ähnliche Instrumente gewählt.

Zu Beginn wieder das Chaos. Die Gruppe muss sich langsam finden. Rasch entwickelt sich ein passender, einfacher Rhythmus, auf den sich alle nonverbal einigen. Es wird stetig wütender. Lauter. Kraftvoller. Während andere beginnen, das Zusammenspiel zu genießen, bin ich schon längst nicht mehr in diesem Raum.

Ich bin in einem mir unbekannten Gebäude. Es befinden sich viele verschiedene Gegenstände in einem Raum. Ich weiß, dass dies ein rechtsfreier Raum ist. Ich nehme eine Wasserkanne in die Hand und schleudere sie gegen die Wand. Als Nächstes fliegen die Teller, die an der Wand in tausend Scherben zerbrechen. Holzlatten, Gläser, Besteck, alles darf fliegen.

Ich habe nicht registriert, dass ich von meiner Trommel weggegangen bin und mich ans Klavier gesetzt habe. Nun spiele ich wie in Trance Moll-Akkorde und hämmere mit beiden Händen auf die Tasten. Nach einer Weile komme ich mit meinen Gedanken wieder in den Raum zurück und stelle fest, dass ich in dieser Runde die Führungsrolle übernommen habe und sich alle anderen nach mir richten. Meine Finger und Handgelenke sind verkrampft, sie schmerzen. Langsam lasse ich die Kraft aus den Händen entweichen und werde leiser. So dirigiere ich die Gruppe zum Ende dieser Improvisation.

Am Ende der Stunde schlägt der Musiktherapeut vor, den heutigen Tag mit einem sogenannten Trommeldialog zu beenden. Zwei Menschen nehmen jeweils ein Trommelinstrument und kommunizieren damit, indem sie abwechselnd spielen und so eine musikalische Unterhaltung beginnen. Da ich von der Wut-Improvisation noch aufgewühlt bin, ist das jetzt genau das Richtige für mich, das wird mich jetzt wieder zur Ruhe bringen.

Ich sitze auf einer Cajón und beginne mit leichten, leisen Schlägen mit meinen flachen Händen.

Mein Gegenüber erwidert genauso.

Ich versuche, etwas spielerisch zu sein, und variiere den Rhythmus.

Mein Gegenüber spielt mir nach.

Ich bin unzufrieden. Bei einem Dialog sollte es doch ein Geben und Nehmen sein. Ich bin doch nicht hier, um etwas vorzumachen. Der andere muss auch mal die Initiative übernehmen.

Mein Gegenüber spielt mir weiter nach.

Ich werde lauter.

Ich werde noch lauter.

Ich werde ungeduldiger.

Ich werde schneller.

Ich werde unkontrollierter.

Ich werde wütend.

Ich knalle mit meinen Händen auf die Schlagfläche. Der Musiktherapeut unterbricht mich. Er bittet, auf der Stelle aufzuhören und zunächst auch nicht darüber zu sprechen. Dafür komme schon noch die richtige Zeit.

Ich kann das, was gerade passiert ist, nicht begreifen, geschweige denn verarbeiten. Ich nehme all die Emotionen, die sich in mir befinden, mit hinaus. Ich brauche eine Weile, um sie zu sortieren und zu analysieren.

Das wird sehr interessant in den kommenden Tagen.

Das wird sehr anstrengend in den kommenden Tagen.

Ein Wiedersehen mit der Familie

Am darauffolgenden Wochenende habe ich wieder Besuch. Mit meinen Freunden geht es erneut auf die Inseln. Ich genieße den Tag und bin mit den Gedanken nicht bei mir und der Therapie. Ich bin von Herzen dankbar für diese Ablenkung.

Die dritte Therapiewoche verläuft insgesamt recht stabil. Unter der Woche veranstalte ich mit einer weiteren Musikerin einen Musikabend, an welchem rund fünfzig Patientinnen und Patienten als Zuhörer anwesend sind. Ich spiele und singe, mal allein, mal mit dem Publikum, wir genießen gemeinsam den Abend.

Entgegen meiner ursprünglichen Planung beschäftige ich mich nicht mit dem Thema Wut. Noch bin ich nicht bereit dafür. Dafür konzentriere ich mich wieder etwas mehr auf den Sport und powere mich regelmäßig aus.

Ich verbringe diese Woche aber auch mit Vorfreude.

Meine Familie kommt zu Besuch.

Am darauffolgenden Freitag sitze ich am späten Nachmittag in der Lobby und wundere mich, wo sie bleiben. Vater hat vor fünf Minuten am Telefon angekündigt, dass sie in wenigen Minuten im Gebäude seien. Wo sind sie denn?

Ich greife zum Handy.

»Hallo, Mutter. Wo seid ihr denn?«

»Wir sind in der Lobby! Wo bist du denn?«

»Ich bin in der Lobby!«

Ich schaue mich um. Also, eine koreanische Familie müsste doch nun wahrlich auffallen.

»Wir sehen dich nirgends.«

»Moment. Wo seid ihr genau?«

»Wir sind hier reingelaufen, die Lobby ist ja gar nicht so groß, wie du gesagt hattest ...«

»Wo habt ihr geparkt?«

»Wir haben etwas außerhalb geparkt, sind zwei Minuten zu Fuß gelaufen. Direkt vor der Klinik gab es gar keine Parkplätze.«

Mir dämmert es.

»Ihr seid in der falschen Klinik!« Sofort springe ich los und laufe in Richtung Ausgang.

Es gibt ein paar Hundert Meter weiter ein weiteres Haus derselben Klinikgruppe. Das ist allerdings die orthopädische Abteilung. Ich instruiere Mutter und laufe nach draußen. Drei Minuten später sehe ich Vaters Auto. Wir lachen uns kaputt, als wir uns gegenseitig entdecken.

Ich führe meine Eltern und meine Schwester durch die Klinik. Ich erzähle, welche Anwendungen wo stattfinden, wo ich untergebracht bin, und auch, was ich bislang hier gemacht habe. Sie sind erstaunt, dass die Klinik tatsächlich so groß ist. Von einem Ende bis zum anderen braucht man zu Fuß rund fünf Minuten. Im Anschluss kehren wir über den Innenhof zurück. Dort, wo der große Baum mich auch diesmal begrüßt.

»Du siehst besser aus«, sagt Mutter.

»Ja?«

»Viel besser.«

»Es tut mir gut hier«, antworte ich, als wollte ich es ihr ausdrücklich versichern.

»Sucht die Klinik keine Anwälte? Du kannst dann gleich hierbleiben«, platzt Vater urplötzlich hinein – noch vor ein paar Sekunden ist er mit seiner Kamera am Steg gewesen und hat fleißig fotografiert. Wir lachen. Gewisse Dinge habe ich dann doch von ihm. Ich bin Vater sehr ähnlich.

Wir gehen wieder hinein und setzen uns ins Café. Nach einem kräftigen Schluck Kaffee frage ich Mutter, wie die Anreise war.

»Es ist eine schöne Gegend, aber wir waren schon mal am Chiemsee.«

»Auch auf den Inseln?«

»Ja. Wir können aber gerne morgen noch mal rausfahren.«

Vater ist eher still und scheint in Gedanken versunken zu sein. Plötzlich jedoch schaut er auf.

»Das Leben ist schon erstaunlich.«

Ich weiß, was er mir sagen will. Wir haben viele Ereignisse und Entwicklungen hinter uns.

Nach meinem Abitur stand die Frage an, was und wo ich studiere. Ich war unschlüssig, damals. Meine Eltern schlugen vor: Medizin, Betriebswirtschaftslehre oder Rechtswissenschaften. Ich interessierte mich insgeheim für ein Lehramtsstudium, das wollten die Eltern jedoch nicht. Nicht, dass der Beruf nicht gut genug gewesen wäre. Aber es gab einen Lehrer in der Verwandtschaft, zu dem wir kein gutes Verhältnis hatten. Vater wollte damals nicht, dass ich irgendetwas mit ihm gemein habe.

Ich dachte mir damals: Blut kann ich nicht sonderlich gut sehen, und ich hatte zwar Mathematik als Leistungskurs in der Oberstufe, aber ob ich mein Leben lang mit Zahlen jonglieren wollte? Eher nicht. Ich entschied mich für Jura.

Vater meinte damals lapidar: »Ich weiß ja nicht, was du sonst noch kannst. Aber labern kannst du. Das wird schon passen.«

Die Entscheidung basierte damals zum großen Teil auf der Tatsache, dass meine Eltern mit dieser Entscheidung glücklich waren. Gleichzeitig wählte ich für mein Studium einen Ort, der weit genug weg war, sodass ich ausziehen musste. Ich musste raus aus dem Elternhaus.

Mit dem Auszug begann eine Art Freiheit, die ich in vollen Zügen genoss. Ich arbeitete neben dem Studium, um meinen Lebensunterhalt zu finanzieren. Das Studium ging ich eher locker an. Oft lag ich bis mittags im Bett, nächtelang feiern gehen stand für mich im Vordergrund. Bis dahin hatte ich immer bis spätestens elf Uhr abends zu Hause sein müssen, wenn ich denn mal ausgegangen war. Hier hatte ich keine Vorschriften. Es war das Paradies.

Während der Studienzeit holte ich alles nach, was meine Schulfreunde im Alter zwischen sechzehn und neunzehn bereits hinter sich hatten. Meine Noten an der Uni waren mehr schlecht als recht. Meine Eltern hatten Verständnis: Es war schließlich ein schweres Studium. Ich schöpfte mein Potenzial nicht ansatzweise aus. Gerade noch rechtzeitig fing ich mich, um nach einem harten Jahr Examensvorbereitung das erste Examen zu bestehen.

Ich veränderte mich in diesen viereinhalb Jahren.

Zu Beginn tat es mir gut, keinen Druck, keine Erwartung aus der unmittelbaren Nähe zu haben. Es tat mir gut, auf Partys zu gehen und nicht auf die Uhrzeit achten zu müssen. Ich wurde in meinem sozialen Umfeld lockerer. Ich war beliebt. Vor allem war ich hier in dieser neuen Umgebung kein Streber, kein Wunderkind. Ich fiel lediglich mit meiner äußeren Erscheinung auf. Ich ließ meine Haare lang wachsen, war stets auf Partys und in Pubs anzutreffen.

Aber ich wusste nicht, wie ich mich selbst motivieren und disziplinieren kann. Das hatten immer meine Eltern übernommen. Als sie nicht mehr in meiner Nähe waren, verlor ich den roten Faden. Als zehnjähriger Junge musste ich viel zu schnell erwachsen werden, und nun, mit Anfang zwanzig, war ich wieder ein kleiner, hilfloser Junge geworden, der nicht wusste, wohin mit seinem Leben.

Da ich in mir selbst keinen Halt hatte, suchte ich diesen in meinem Umfeld. Da ich meinen Eltern unbedingt beweisen musste, dass ich alles allein gut hinbekomme, sprach ich immer weniger mit ihnen. Ich schuf meine eigene Welt, in der meine Eltern keinen Platz mehr hatten. Die wenigen Gespräche mündeten oft in Streit.

In dieser Zeit lernte ich die Mutter meiner Tochter kennen. Ich zog nach dem Staatsexamen zu ihr und ließ meine Vergangenheit, meine Wurzeln endgültig hinter mir. Wir sprachen nicht mehr miteinander.

Meine Eltern waren traurig.

Mir war es egal geworden.

Die Geburt meiner Tochter war schließlich die Initialzündung für die Wiederaufnahme unserer Kommunikation. Und doch war es ein oberflächliches Miteinander. Es war, als hätte ich mich selbst aus dem Familienfoto herausgeschnitten. Ich fühlte mich wie ein Gast, wenn ich mal meine Eltern besuchte, was selten genug vorkam.

Ich glaube, ohne es zu erkennen, litt ich schon damals unter der Depression.

Ich musste hier in Deutschland überleben. Ich musste deutscher werden als die Einheimischen. Wie oft musste ich mir »Schlitzauge«, »Sching-Schang-Schong« oder ein herablassendes »Nihao« von wildfremden Menschen auf der Straße anhören! Wie oft wurde ich komisch beäugt! Wie oft mieden mich Menschen! Wie oft wurde ich nicht nur gefragt, ob ich Deutsch spräche, sondern auch so überschwänglich für meine Deutschkenntnisse gelobt, als sei dies eigentlich nicht möglich! Sogar in der Universitätsbibliothek, in der ich zu Studienzeiten arbeitete, wurde ich am Empfang erst einmal gefragt, ob ich Deutsch spräche. Ich musste also »laut« werden, ich musste gutes Deutsch, idealerweise mit Dialekt, sprechen und am besten als Erster ein Gespräch beginnen. Die Menschen sollten mein Aussehen möglichst schnell wieder vergessen, sie sollten gar nicht erst so weit kommen, mich in eine Schublade zu stecken. Irgendwann drehte ich den Spieß um. Oftmals liefen Kennenlerngespräche wie folgt ab:

»Wo kommen Sie denn her?«

»Aus Frankfurt.«

»Nein, ich meine: woher genau?«

»Genau? Hanau am Main.«

»Nein, das meine ich nicht! Wo sind denn Ihre Eltern her?«

»Ach, so meinen Sie das! Aus Korea.«

»Nord oder Süd?«

»Süd. Aus dem Norden kommt man doch gar nicht raus.«

»Ach ja, stimmt natürlich. Äh, Sie sind aber hier geboren?«

»Nein. Ich bin mit zehn Jahren nach Deutschland gekommen.«

»Ja, also dafür sprechen Sie aber sehr gut Deutsch!«

»Ich bin hier zur Schule gegangen. Das sollte helfen, will man meinen.«

»Ja klar, aber so akzentfrei!«

»Na danke, ich weiß, dass mein Hessisch nicht so gut ist!«

In vielen Fällen war tatsächlich ehrliches Interesse da. In genauso vielen Fällen waren die darin enthaltenen, subtil zum Ausdruck gebrachten Vorurteile deutlich sichtbar. Das musste ich dann bekämpfen, ins Positive drehen.

All die Jahre ging es mir also darum, wie andere Menschen mich sehen, mich beurteilen, über mich denken.

Ich wollte nicht dieser »Migrant« sein.

Ich wollte einer von ihnen sein.

Es gelang mir bis zu einem gewissen Grad.

Nur wusste ich irgendwann nicht mehr, wer *ich* eigentlich bin.

Erst kurz vor Beginn der stationären Therapie wurde der Kontakt zu meinen Eltern wieder intensiver. Wir sprachen mehr, wir sprachen offener, ehrlicher. Als ich ihnen offenbarte, dass bei mir eine Depression diagnostiziert worden war und ich in eine Klinik gehe, fiel Mutter aus allen Wolken. Warum ich all die Jahre nichts gesagt hätte, fragte sie mich immer wieder. Sie sei doch für mich da gewesen, egal, was in der Vergangenheit gewesen sei.

Ich sei doch ihr Sohn.

Ich weiß. Sie wäre da gewesen. Ich wollte das damals aber nicht. Ich hätte es auch nicht zulassen können.

Jetzt sitzen meine Eltern hier in der Klinik am Chiemsee, und ich sehe, dass sie alt geworden sind. Ich hatte die beiden deutlich jünger und fitter in Erinnerung. Und vor allem größer. Nicht die reine Körpergröße, sondern ihre Ausstrahlung auf mich. Sie sind verwundbarer geworden. Nebeneinander sitzen sie, sich gegenseitig haltend, als müssten sie sich stützen. Daneben meine Schwester, meine kleine Schwester, die plötzlich eine erwachsene, junge Frau geworden ist.

Ich habe einen beachtlichen Teil ihres Lebens verpasst.

Schließlich sage ich: »Es wird alles wieder gut.«

»Natürlich wird alles wieder gut.«

Ich weiß, dass Vater erschöpft ist.

Und ich weiß, dass Mutter gegen die Tränen kämpft.

»Es ist das Beste, was mir hätte passieren können. Dass ich hier sein kann, ist ein Glücksfall. Das kann ich jetzt schon sagen.«

Mutter räuspert sich.

»Gibt es etwas, was du in deinem Leben anders gemacht hättest, wenn du gedurft hättest?«

»Nein.«

»Ich weiß, wir haben dir früher viel vorgeschrieben. Wir wollten das Beste für dich. Wir haben aber erkennen müssen, dass wir das aus unserer Sicht Beste für dich wollten, nicht das Beste aus deiner Sicht.«

»Es ist alles gut. Während des Studiums habe ich tatsächlich alle zwei Semester darüber nachgedacht, ob ich das Studium abbreche. Später, in der Praxis, habe ich aber erkannt, dass mir dieser Beruf Spaß macht. Es ist wirklich alles in Ordnung.«

»Ich meine nicht nur deine Arbeit.«

»Mutter, ich glaube, ich musste diesen Weg gehen. Bitte macht euch keinen Vorwurf. Ja, es war und ist hart. Das gebe ich offen zu. Aber das muss ich anscheinend in diesem Leben so erleben. Ich stehe noch auf beiden Beinen. Es ist nichts zu spät. Ich kann neu anfangen. Ich bin körperlich nicht zu kaputt, sodass es irreparabel wäre.«

Mutter schaut mir in die Augen.

Dann wird sie etwas ruhiger.

»Nach dem Klinikaufenthalt ziehe ich wieder bei euch ein. Dann sehen wir weiter, auch mit meinem neuen Job.«

»Dein Zimmer ist vorbereitet.«

»Ich freue mich darauf.«

»Wir auch.«

»Lass dich nicht mehr kaputtmachen«, sagt mein Vater. »Am Ende bedeutet all das nichts. Das Leben ist viel zu kurz für so viel Leid. Schüttle es ab. Schau nach vorne.«

Man könnte jetzt denken, dass das Allgemeinplätze sind. Ich weiß aber sehr wohl, was Vater damit sagen will. Vater setzt fort: »Ich erinnere mich noch genau, als sei es vorgestern gewesen. Am Sterbebett deines Großvaters sagte er zu mir, jetzt sei er dran, und als Nächster ich, dann du. Das Leben sei am Ende ein Wimpernschlag. So sei das nun mal. Das ist nun mehr als fünfzehn Jahre her. Ehe du dichs versiehst, bist du dann an meiner Stelle, an der ich vor fünfzehn Jahren war.«

Vater schaut hinaus Richtung Chiemsee.

»Ich weiß, dass du die Kraft und den Willen hast, das Leben unter deine Kontrolle zu bringen.«

Jetzt schaut er mich wieder an.

»Habe Spaß. Genieß dieses Leben, egal, wie schwer es manchmal ist. Wer weiß, wann es vorbei ist.«

Es sind nicht nur seine Worte, die mich berühren. Es ist auch die Art und Weise, wie er mit mir spricht.

Meine Eltern betrachten mich nicht mehr nur als ihr Kind. Sie nehmen mich nun als erwachsenen Menschen wahr. Wir kommunizieren jetzt auf Augenhöhe. Ich realisiere plötzlich, dass ich mit ihnen offen sprechen kann und mir keine Sorgen mehr darüber machen muss, was meine Entscheidungen in ihnen auslösen könnten.

»Sprich mehr mit uns und sag ruhig, wie es ist für dich«, sagt Mutter eindringlich.

Mutter scheint meine Gedanken erfasst zu haben.

Ich schaue hinaus Richtung See. »Ich habe mir immer so viel Sorgen gemacht. Ich wollte euch nie enttäuschen und vor allem wusste ich, dass es dir noch schlechter geht, wenn es mir schlecht geht. Deshalb habe ich früher immer gesagt, dass alles gut sei und es mir gut gehe.«

»Du hast ja zwischenzeitlich auch gesehen, dass das am Ende nichts bringt. Sieh es mal so: Ja, es stimmt, ich bin traurig, wenn es dir nicht gut geht. Das kann ich nicht ändern. Aber es ist nicht deine Schuld, und du kannst das ebenso nicht ändern. Lass es bitte meine Sache sein, wie ich damit klarkomme. Mir ist es viel lieber, wenn du keine Angst mehr haben musst, was du mir sagen kannst und was nicht.«

Ich drehe mich zurück zu meiner Mutter. »Ich glaube, das werde ich von nun an auch schaffen. Und macht euch bitte auch keine Sorgen. Mir geht es besser. Ich glaube sogar, dass das alles hat so passieren müssen. Alles hat seinen Sinn und Zweck«, sage ich mit einem Blick zu meinem Vater.

Mutter sieht mich noch eine Weile an. Ich sehe, dass sie versteht und sich beruhigt. Sie weiß, dass ich das wirklich so meine.

Die Sonne geht langsam unter.

Vater geht noch einmal hinaus in den Innenhof, um zu fotografieren. Danach begleite ich die drei bis zum Auto.

»Morgen um zehn Uhr?«

»Um zehn Uhr. Aber schlaft euch bitte aus. Vor allem Vater, er ist geschlaucht von der langen Fahrt.«

»Ich bin zu alt geworden fürs Ausschlafen.«

Wir lachen wieder.

»Trotzdem, frühstückt in Ruhe, ich habe morgens noch Visite und kann ein wenig Sport machen, bevor ihr hier seid.«

»Wir sind stolz auf dich. Wir waren immer stolz auf dich. Pass auf dich auf. Du musst nach dir schauen«, sagt Mutter, bevor sie winkt und ins Auto steigt.

Wir umarmen uns nicht, das ist nicht so unser Ding. Körperliche Nähe zu meinen Eltern kenne ich nicht. Aber das macht überhaupt nichts.

Unsere Seelen lagen sich schließlich den ganzen Tag in den Armen. Sie lachten und weinten gemeinsam.

Erst als Vaters Auto das Klinikgelände verlässt und ich mich umdrehe, kann ich meine Tränen laufen lassen.

Am nächsten Tag lässt das Wetter leider zu wünschen übrig. Wir sitzen trotzdem auf der Fähre, die erst in einer halben Stunde losfährt.

»Ich hole die Tickets.«

Ich stehe auf, als ich sehe, dass der Schaffner in die Kabine geht, in der sich die Kasse befindet. Ich muss dabei ein wenig schmunzeln. Lange Zeit habe ich nicht mal so eine Kleinigkeit für die Familie übernommen. Ich war froh, als meine kleine Schwester alt genug war, um diese Aufgaben, die ich früher erledigen musste, zu übernehmen. Angefangen von der Kommunikation mit den Verkäufer*innen beim Einkaufen bis hin zur Korrespondenz mit Behörden. Als ich zum Studium auszog und diese Verantwortung nicht mehr allein tragen musste, tat mir das damals sehr gut. Es ging mir nicht darum, dass ich gar nicht mehr helfen wollte. All das hatte mich mehr belastet, als ich je hätte zugeben wollen. Noch vor wenigen Wochen wäre ich in so einer Situation auf meinem Platz sitzen geblieben und hätte meine Schwester vorgeschickt.

Wie manches sich doch schlagartig ändern kann.

Wir sitzen im Innenraum der Fähre. Das Wetter ist sehr rau. Ich aber genieße den stürmischen Chiemsee heute. Das aufgepeitschte Wasser, vor dem ich auf der letzten Fahrt gehörigen Respekt gehabt habe, erscheint mir heute geradezu verspielt.

Es ist okay, wenn es mal stürmisch ist.

Vater ist wie immer am Fotografieren, während der Rest sich unterhält. Alte Erinnerungen werden herausgekramt, wir lachen viel. Es ist ein wenig wie früher und doch ganz anders.

Seit fünfundzwanzig Jahren leben wir nun in Deutschland. Wir sind durch Höhen und Tiefen gegangen, haben uns voneinander entfernt und doch wiedergefunden.

Auf der Herreninsel angekommen, spazieren wir gemütlich bis zum Schloss und zurück. Alle vier klein, alle vier mit einem großen Kopf, Vater und ich mit demselben Gang, Mutter und Schwester Arm in Arm. Der Umzug nach Deutschland hat diese Familie noch enger zusammengeschweißt. Wir sind alle älter geworden. Jeder ist seinen eigenen Lebensweg gegangen. Und doch sind wir auch nach all den Jahren genauso miteinander in Liebe verbunden wie damals, im Jahr 1995.

»Es ist so schön, dass ihr hier seid«, sage ich, noch unter dem Eindruck meiner eigenen Gedanken und Erinnerungen.

»Es ist schön, dass wir überhaupt alle mal wieder zusammen sind.«

Auf dem Weg zurück lasse ich mich ein wenig zurückfallen. Ich fotografiere meine Familie. Als ich mir das Foto anschaue, wird mir klar: Wir mögen zwar immer wieder in unterschiedliche Richtungen geschaut haben – wir sind jedoch all die Jahre diesen Weg gemeinsam gegangen.

Wir setzen unsere Tour fort. Auf der Fraueninsel essen wir zusammen, wir trotzen dem einsetzenden Schauer. Nichts kann unsere gute Laune heute verderben. Meine Krankheit, die Klinik – all das ist heute kein Thema. Es ist ein stinknormaler Familienausflug.

Mit der letzten Fähre des Tages fahren wir zurück auf das Festland und anschließend in die Klinik. In Vaters Auto läuft – wie früher auch – Klassik. Ein in meinen Ohren anspruchsvolles Klavierstück, gute Aufnahmequalität.

»Was ist das?«, frage ich.

»Das ist Hindemith.«

»Und wer spielt es?«

»Deine Schwester.«

»Oh.«

Wieder Gelächter.

Was ich alles verpasst habe.

Gut, dass ich nicht noch mehr verpassen werde.

Der Abschied fällt mir schwer, ich zeige es jedoch nicht. Wir verabschieden uns mit einem Lächeln.

Ich habe meine Familie verloren.

Ich habe meine Familie wiedergefunden.

Ich habe Glück, dass ich diese Familie habe.

Die Kampenwand

»I gang so gern auf d' Kampenwand, wann i mit meiner Wampn kannt«, sagt Richard zu mir, als wir am Raucherpavillon stehen.

»Hä?«

»Ja, du als Hesse hast natürlich Schwierigkeiten, das zu verstehen. Der Berg dort drüben, das ist die Kampenwand.«

»Das weiß ich inzwischen, dass das die Kampenwand ist!«, protestiere ich.

»Es ist ein berühmter bayerischer Reim: Ich ginge so gerne auf die Kampenwand, wenn ich mit meinem dicken Bauch könnte.«

»Also Wampn haben wir beide ordentlich. Kann man da auch hochlaufen?«

»Bist du narrisch? Nicht um die Jahreszeit, es sei denn, du hast feste Wanderschuhe. Und es dauert rund drei Stunden bis da 'nauf, zumindest für Ungeübte wie wir zwei.«

»Okay. Aber da fährt doch was hinauf?«

»Das ist die Seilbahn. Damit könnten wir hochfahren.«

»Das sollten wir machen, solange wir noch hier sind. Ich habe ja an den Wochenenden immer Besuch gehabt, und bevor es zu spät ist, möchte ich mit dir da hinauf. Das wäre mir wichtig.«

»Ich würde mich auch freuen«, sagt Richard und lächelt.

Richard erzählt mir immer wieder von der Kampenwand. Wir verbringen viel Zeit auf dem Klinikgelände zusammen und reden über alles Mögliche außer über unseren Gesundheitszustand: über unser Leben, über Musik, Bücher, den Unterschied zwischen Bayern und Hessen (insbesondere Rosenheimer und Hanauer, um es etwas zu präzisieren). Jetzt wagen wir uns hinaus in die Berge und starten eines Sonntags unseren freundschaftlichen Ausflug auf die berühmte Kampenwand.

Am späten Vormittag kommen wir an der Talstation an. Wir scherzen über die kleinen, historischen Gondeln (»Wir zwei sind insgesamt zu schwer!«) und fahren knapp fünfzehn Minuten lang zur Bergstation auf 1467 Meter Höhe.

Etwa nach der Hälfte der Fahrt ist Schnee zu sehen. Je höher wir fahren, desto mehr wandelt sich die Frühlingslandschaft in eine winterliche Schönheit. Die von Schnee bedeckten Bäume strahlen im Sonnenlicht. Obwohl ich während der Fahrt schon ahne, dass mich oben etwas anderes erwarten würde, bin ich schwer erstaunt, als wir aussteigen und ins Freie hinaustreten.

Meterhoher Schnee.

Blauer Himmel.

Die Sonne strahlt.

In Richtung Norden und Süden freie Sicht – auf den Chiemsee und das Flachland sowie auf die Alpenkette.

Es ist so befreiend.

Die ersten zehn Minuten sprechen wir kein Wort miteinander. Wir stellen uns hin und schauen weit hinaus. Atmen langsam, aber tief durch. Verarbeiten die unglaublichen Eindrücke. Selbst mein Mitstreiter, der nicht das erste Mal oben ist, braucht eine kurze Weile.

»Na, habe ich dir zu viel versprochen?«, fragt Richard schließlich.

Ich bringe immer noch kein Wort heraus.

Menschen, Autos, Häuser – alles ist unbedeutend klein aus dieser Perspektive.

Wenn ich dort unten meiner Wut Ausdruck verleihe, bin ich von hier oben aus unsichtbar.

Wenn ich dort unten glücklich strahle, bin ich von hier oben aus unsichtbar.

Egal, was ich dort unten treibe, ich bin von hier oben aus unsichtbar.

Was also ist das Leben?

Worum geht es im Leben?

Ich weiß, dass ich auf diese Fragen keine Antworten finden werde. Aber eines wird mir klar: Ich sollte nicht alles zu ernst nehmen. Plötzlich muss ich an Vaters Worte denken und mir wird bewusst, dass das Leben wie ein Wimpernschlag vergeht. Ich bin 35 Jahre alt und habe damit rund die Hälfte meines Lebens hinter mir. Die Zeit rennt unaufhörlich. Sie macht keine Pausen. Jede Sekunde landet rasch in blassen Erinnerungen, und eines Tages bin ich und alles, was ich war, was ich tat, komplett verschwunden. Auch die Menschen, die mich vielleicht in Erinnerung behalten, sind irgendwann nicht mehr da.

Unabhängig davon, was danach kommt – ob Wiedergeburt, Himmel oder Hölle –, es zählt erst mal nur dieses eine Leben. Wie habe ich bisher gelebt? Habe ich wirklich gelebt? Wie will ich fortan leben? Werde ich wirklich leben?

Ich reiße mich von den endlosen Fragen los. Richard schaut mich an, wissend. Ich nicke. Wir spazieren gemütlich zur Hütte. Ich habe plötzlich Hunger. Während er gemütlich eine Tasse Kaffee trinkt, verschlinge ich ein Schnitzel mit Pommes und Salat. Ich fotografiere im Anschluss die großartige Aussicht und Richard erklärt mir, welche Berge und Städte man von hier aus sehen kann. Als er fertig ist, muss ich ihm noch etwas sagen.

»Danke dir. Für alles. Du bist eine absolute Bereicherung.«

»Ich habe zu danken«, entgegnet er nickend.

Er scheint sich ähnliche Gedanken zu machen. Er schaut entspannter und zugleich nachdenklicher aus. Ich wundere mich darüber, ob es Zufall ist, dass wir uns hier am Chiemsee begegnet sind. Da draußen, außerhalb der Klinik, wären wir aneinander vorbeigelaufen, ohne den jeweils anderen zu registrieren. Stattdessen ist hier eine besondere Freundschaft entstanden. Er hat sich meinetwegen eine Ukulele gekauft. Ich habe von seinem Leben, von seiner Art und von seinen Erzählungen gelernt. So viele wertvolle Momente, die ich mitnehme.

Das Leben ist schon erstaunlich.

»Negative Gefühle«

Wieder in der Klinik angekommen, gehe ich in mein Zimmer. Ich bin von der frischen Luft müde geworden. Ich lege mich ins Bett.

Die letzten Tage waren intensiv. Ich habe zwar die sportlichen Aktivitäten merklich verringert, war aber dennoch rund um die Uhr unterwegs: Gespräche und Anwendungen, Musikabende, Familie, Ausflüge und mehr. Es war sehr schön.

Jetzt bin ich wieder allein.

Sie hat geduldig darauf gewartet.

Ich überlege mir schon, ihr einen neuen Namen zu geben.

Der Wut.

Ich bin so erzogen worden, dass man möglichst keine Gefühle zeigt, vor allem keine »negativen« Gefühle wie Trauer, Wut, Angst. Zwar sind Koreaner im Vergleich zu anderen Menschen aus dem asiatischen Raum eher lauter und emotionaler, aber dennoch wird Zurückhaltung gepredigt. Das hat bei mir dazu geführt, dass ich all die negativen Gefühle in mir verschlossen habe. Alles hat sich jahrzehntelang in mir aufgestaut. Ich habe nie gelernt, anders mit diesen Gefühlen umzugehen.

Ich erinnere mich, dass alle meine Expartnerinnen früher oder später mal Folgendes zu mir gesagt haben: »Du bist so kalt und sagst nichts. Was ist denn los mit dir? Man merkt, dass da was nicht stimmt, aber man kann einfach nicht verstehen, was genau.«

Ja, sie hatten recht.

Sie haben sich ausgeschlossen gefühlt. Sie dachten, ich bin nur genervt und will sie nicht in mein Inneres lassen. Sie dachten vielleicht sogar, dass ich ihnen nicht vertraue. Langsam verstehe ich, dass es von außen auch so gewirkt haben muss. Dabei war ich einfach nur hilflos und nicht in der Lage, diese Hilflosigkeit auszudrücken, zu kommunizieren.

Bei Nina habe ich diesbezüglich bereits einen großen Fortschritt gemacht. Als ich einmal so eine solche Phase durchlebte und die Situation in einen Streit zu eskalieren drohte, war glücklicherweise Astrid in der Nähe. Sie gab uns den entscheidenden Tipp: »Wenn ihr euch mal aussprechen müsst, dann sagt jeder einmal, was er denkt, ohne unterbrochen zu werden. Leitet eure Rede mit dem Satz ein: ›In meinem Kopf ist folgender Film in dieser oder jener Situation abgelaufen …‹«

Das half, denn so beschrieben wir neutral, was jeweils in unserem Kopf vorging, ohne in Vorwürfe abzugleiten. Plötzlich war eine konstruktive Auseinandersetzung möglich und wir konnten – durchaus auch mal hitzig – debattieren, ohne die sachliche, respektvolle Ebene zu verlassen. Ich war also zumindest in der Lage, mich auszudrücken.

Ich bin aber nach wie vor ratlos, wenn es darum geht, was ich nun damit mache.

Mich stört es, dass die Wut da ist. Mich stört es, dass ich diese Wut nicht kanalisieren kann. Ich bin nicht auf jemanden wütend. Ich bin nur wütend. Es fühlt sich so falsch an. Ich muss doch jederzeit einen Zustand anstreben, in dem ich innere Ruhe und Freundlichkeit ausstrahle.

Was zum Teufel mache ich mit dieser Wut?

Zwei Tage später sitze ich bei meiner Psychologin.

Es sollte der zweitwichtigste Tag des Klinikaufenthaltes werden.

Die Wut zulassen

»Ich dachte, nachdem ich beim Thema Stolz schon so einen großen Schritt nach vorne gemacht habe, würde es jetzt insgesamt leichter werden.«

»Erzählen Sie es mir«, entgegnet meine Psychologin in einem ruhigen Ton.

»Während der Musiktherapiestunde ist plötzlich ein neues Thema aufgetaucht, mit dem ich hier nicht gerechnet hatte. Ich bin mittendrin plötzlich sehr wütend geworden.«

»Können Sie mir sagen, warum Sie wütend geworden sind?«

»Ich kann es Ihnen nicht einmal sagen. Ich war einfach wütend. Ich wusste dann nicht, wohin damit. Es hat mich fertiggemacht.«

»Haben Sie das schon einmal erlebt in der Vergangenheit?«

Ich überlege kurz. »Ich kann mich zumindest nicht aktiv daran erinnern. Ich bin es nicht gewohnt, so was Negatives zum Ausdruck zu bringen, vor allem nicht vor anderen Menschen«, sage ich und bin mir noch etwas unsicher in dem, was ich denke und sagen möchte.

»Warum sind Sie es nicht gewohnt? Hat das einen familiären oder einen kulturellen Hintergrund?«

»Ja. Nicht zu viel zeigen, vor allem die Beherrschung nicht verlieren. Das ist ganz wichtig.«

Meine Psychologin behält die sanfte Ruhe und schaut mich weiter freundlich an. »Verstehe. Habe ich Sie richtig verstanden? Sie sind einfach wütend? Ist diese Wut gegen jemanden Bestimmten gerichtet?«

»Ich dachte die ganze Zeit, ja, denn die Wut muss sich doch gegen jemanden richten. Aber das stimmt nicht. Ich bin niemandem gegenüber wütend. Ich weiß nicht, ob die Wut gegen mich selbst gerichtet ist, weil es so beschissen gelaufen ist in der Vergangenheit, oder ob ich einfach nur auf mein Leben wütend bin, ich weiß es einfach nicht. Gerade nach den letzten Wochen ist der Selbsthass spürbar kleiner geworden, sodass ich eigentlich denke, dass ich nicht wütend auf mich selbst bin. Zumindest glaube ich das nicht. Ich kann mir nicht erklären, warum diese Wut da ist und nicht weggeht! Ich habe doch keinen Grund dazu, wütend zu sein!«, werde ich immer lauter und hektischer.

Die Psychologin hält kurz inne.

Es ist, als würde sie wollen, dass ich in der nächsten Sekunde selbst auf die Antwort auf diese Frage komme.

Ich werde ungeduldig und nervös. Fange an, an Hautfetzen an meinen Fingern zu ziehen. Das mache ich oft, wenn ich nervös bin. Meine Finger sehen entsprechend aus.

»Zunächst einmal ist es ja eine gute Sache.«

»Wie bitte?«, entfährt es mir.

»Sie haben hier die Wut ausgedrückt. In diesem Fall durch die Musik. Sie sind also sehr wohl in der Lage, dieses Gefühl zum Ausdruck zu bringen. Und das auf eine sehr gesunde Art und Weise.«

Ich muss nachdenken.

Verdammt.

»Das stimmt. Sie haben recht.«

Sie schaut mir in die Augen.

»Was spricht denn eigentlich grundsätzlich dagegen, dass diese Wut jetzt da ist?«

Es trifft mich wie ein Schlag.

Ich bin erneut sprachlos.

»Negative Gefühle gehören genauso zu uns wie positive Gefühle. So wie Sie es mir schildern, sind wir also an der Stelle, an welcher Sie mit der Frage beschäftigt sind, ob Sie die Wut oder andere negative Gefühle überhaupt zulassen können. Meinen Sie nicht, dass es auch eine Möglichkeit wäre zu sagen, dass es nichts Verwerfliches sei, auch mal wütend zu sein? Und noch mal: Sie verfügen offensichtlich bereits über Werkzeuge, um sie zum Ausdruck zu bringen. Das ist großartig. Vielleicht finden Sie dann auch Werkzeuge, um sie auch wirklich zu verarbeiten.«

Noch immer sprachlos schaue ich meine Psychologin mit leicht geöffnetem Mund an. Ich merke, dass mir die Tränen kommen.

»Mein Selbsthass war unter anderem auch darin begründet, dass ich diese Wut in mir hatte. Erstens, dass sie überhaupt da war. Zweitens, dass sie mich so beschäftigte. Drittens, weil ich nicht damit umgehen konnte, sie dann irgendwie wegschloss und ...«

Ich kann nicht mehr weitersprechen und schluchze stattdessen. Ich würde gerne schreien, irgendetwas kaputt schlagen. Ich komme damit nicht klar, weil ich die Wut nicht so ausdrücken kann, wie ich sie gerne ausdrücken würde. Ich fühle mich hilflos. Ich bin wütend, weil ich wütend bin. Ich bin wütend, weil ich mir selbst nicht helfen kann. Vielleicht ist diese Wut doch – zumindest zum Teil – gegen mich selbst gerichtet.

»Es ist sehr viel. Wollen wir es an dieser Stelle mal belassen?«, fragt die Psychologin langsam und leise.

»Ja« ist alles, was ich herausbringe.

»Wir sehen uns nächste Woche?«

Ich torkele wie ein Betrunkener zurück in mein Zimmer, unfähig, etwas zu tun, etwas zu denken, etwas zu sagen.

Ich lege mich hin und schlafe ein. Verpasse beinahe den nächsten Kurs.

In der Nacht, als ich wiederum nicht einschlafen kann, grüble ich stundenlang.

Schließlich öffne ich mein Therapietagebuch.

Ich schreibe hinein:

Dienstag, psychologisches Einzelgespräch:
ES IST OKAY, DASS DIE WUT DA IST.
DIE WUT DARF NEBEN POSITIVEN GEFÜHLEN BESTEHEN.
Annehmen, beobachten, akzeptieren, Möglichkeiten der Verarbeitung und des Ausdrucks weiter erarbeiten und umsetzen.
ES IST IN ORDNUNG, WÜTEND ZU SEIN.

Ich schreibe das nicht aus voller Überzeugung. Ich schreibe es eher in der Hoffnung, dass ich mich bald davon überzeugen kann. Es hilft aber, dass ich diese Worte aufgeschrieben habe. Mein Kopf findet endlich etwas Ruhe.

Ein sehr langer, intensiver, wichtiger Tag geht zu Ende.

Das also ist mein zweites Thema hier am Chiemsee nach »stolz auf mich sein«: »mich selbst akzeptieren«.

Ich darf mich selbst lieben

»Hätten Sie kurzfristig Zeit für mich?«

Ich bin bei der Co-Therapie meiner Station. Die Co-Therapeut*innen sind vergleichbar mit den Pfleger*innen im Krankenhaus. Sie sind erste Ansprechpartner für alle Themen. Bisher habe ich dieses Angebot nicht in Anspruch genommen, da ich keine nennenswerten Probleme im Klinikalltag habe und zudem bei meiner Psychologin sehr gut aufgehoben bin.

Ich habe eine besonders sympathische Co-Therapeutin ausgemacht, die ich von Anfang an besonders sympathisch fand. Die von ihr geleiteten Kurse – die Achtsamkeitsgruppe, das autogene Training und das Training soziale Kompetenz – haben mich persönlich am weitesten gebracht. Ich spüre seit dem letzten Gespräch mit meiner Psychologin, dass ich noch einen weiteren Impuls brauche, und entschließe mich, mich bei der Co-Therapeutin zu melden.

»Ist es ein Thema, das wir zwischen Tür und Angel besprechen können, oder sollen wir Zeit einplanen?«

»Zeit, bitte. Wenn es geht, eine Stunde.«

Sie schaut in ihren Kalender. »Dann kommen Sie morgen Vormittag um zehn Uhr vorbei. Passt das bei Ihnen?«

»Wunderbar. Danke.«

Am nächsten Tag sitze ich also bei ihr. Die sonst immer offen stehende Tür ist geschlossen.

»Ich habe mich bereits mit Ihrer Psychologin ausgetauscht«, sagt meine Co-Therapeutin zu Beginn unseres Gesprächs. So kenne ich sie: akribisch, kompetent und dabei empathisch. Sie spricht in einer angenehmen Tonlage in der richtigen Geschwindigkeit. In ihrer Nähe findet man die notwendige Ruhe.

Sie holt ein Blatt hervor und drückt es mir in die Hand: »Ich habe etwas für Sie.«

Sie lässt mir Zeit, um es kurz durchzulesen.

Es handelt sich um einen Text von Charlie Chaplin mit der Überschrift »Als ich mich selbst zu lieben begann«. Eine Rede, die Chaplin zu seinem 70. Geburtstag am 16. April 1959 hielt. Ich lese, ein Satz sticht dabei besonders hervor:

Als ich mich selbst zu lieben begann, konnte ich erkennen, dass emotionaler Schmerz und Leid nur Warnungen für mich sind, gegen meine eigene Wahrheit zu leben. Heute weiß ich: Das nennt man AUTHENTISCH SEIN.

Emotionaler Schmerz und Leid als Warnungen, gegen meine eigene Wahrheit zu leben.

Was ist meine eigene Wahrheit?

Was könnte das in Bezug auf meine Wut bedeuten?

Ich leide offenbar. Ich habe diese emotionalen Schmerzen. Ich bin mit meiner Vergangenheit nicht einverstanden. Es hätte so vieles anders laufen können. Nein, müssen. Ich habe versagt ...

Moment.

Ich habe nicht versagt.

Ich habe die Aufgaben in meinem Leben gut gemeistert.

Ich darf stolz auf mich sein.

Ich muss dafür nicht die vergangene Wahrheit verzerren oder verändern. Es ist mir schließlich gelungen, durch den Wechsel der Perspektive denselben Sachverhalt anders zu betrachten.

Es geht gar nicht um die Frage, wer für das, was in der Vergangenheit war, schuld ist.

Es geht um die Frage, aus welcher Perspektive und mit welcher Einstellung ich darauf blicke.

Ich lese weiter.

Als ich mich selbst zu lieben begann, habe ich aufgehört, mich nach einem anderen Leben zu sehnen, und konnte sehen, dass alles um mich herum eine Aufforderung zum Wachsen war. Heute weiß ich: Das nennt man REIFE.

Es ist, als hätte Chaplin vor mehr als sechzig Jahren schon gewusst, was ich jetzt denke.

Aufhören, sich nach einem anderen Leben zu sehnen.

Dieser feine Unterschied zwischen »sich nach einem anderen Leben zu sehnen« und »das Leben anders leben«. Ich habe bereits begonnen, anders zu leben. Ich realisiere es nur erst jetzt. Ich bin mehr oder weniger bereitwillig in eine Klinik gekommen, um die erste stationäre Therapie meines Lebens anzunehmen. Ich habe mein Leben schon umgekrempelt, indem ich diesen Schritt gegangen bin, es hat für mich nur nicht nach Veränderung ausgesehen.

Seit dem ersten Tag in der Klinik verändere ich mich täglich sichtbar. Nicht nur äußerlich, sondern auch innerlich. Ich habe die Aufforderung zum Wachsen spätestens hier am Chiemsee angenommen.

Als ich mich zu lieben begann, habe ich mich geweigert, weiter in der Vergangenheit zu leben und mich um meine Zukunft zu sorgen. Jetzt lebe ich nur noch in diesem Augenblick, wo ALLES stattfindet, so lebe ich heute jeden Tag und nenne es BEWUSSTHEIT.

Ich werde mir der Situation ganz deutlich bewusst: Ich sitze in einem Zimmer mit einer Person, die ich sehr mag, und ich genieße das Gespräch mit ihr. Ich befinde mich in einer Einrichtung, die mir offenkundig hilft und guttut. Ich habe einen Job, mit dem ich meinen Lebensunterhalt bestreiten kann, eine wundervolle Familie und eine wundervolle Frau an meiner Seite, Freunde, die quer durch Deutschland fahren, um mich zu besuchen. Ich bin körperlich inzwischen in einem besseren Zustand. Wenn ich es also schaffe, die Vergangenheit und die Zukunft auszublenden und mich auf das Hier und Jetzt zu fokussieren, dann kann ich auch sagen:

Ich habe es gut.

Ich habe Glück.

Ich habe großen Rückhalt.

Außerdem kann ich auch sehr wohl sagen:
Ich bin kein schlechter Mensch.
Ich bin durchaus liebenswert.
Ich darf mich selbst lieben.

Als ich mich zu lieben begann, da erkannte ich, dass mich mein Denken armselig und krank machen kann. Als ich jedoch meine Herzenskräfte anforderte, bekam der Verstand einen wichtigen Partner. Diese Verbindung nenne ich heute HERZENSWEIS-HEIT.

Danke, Mr Chaplin. Diese Passage habe ich nun sogar bereits verstanden, bevor ich sie lese. »Perspektivwechsel« ist mein wichtigstes Stichwort bei diesem Thema. Es ist vielleicht nicht das Denken allein, aber darüber kann ich vieles steuern. Das ist der Punkt: Es gibt Dinge, die ich nicht beeinflussen kann. Über diese muss ich mir nicht den Kopf zerbrechen, denn sie werden trotzdem nicht zu ändern sein. Was ich aber selbst beeinflussen kann, kann ich versuchen. Ich kann auf diese nicht beeinflussbaren äußeren Umstände eingehen, reagieren, mich und mein Handeln entsprechend anpassen.

All das beginnt zuallererst in meinem Kopf.

Wenn ich das so sehr umsetzen will, kommt dies von Herzen. Herzensweisheit.

Wir brauchen uns nicht weiter vor Auseinandersetzungen, Konflikten und Problemen mit uns selbst und anderen fürchten, denn sogar Sterne knallen manchmal aufeinander und es entstehen neue Welten. Heute weiß ich: DAS IST DAS LEBEN!

»Ich möchte eigentlich gar nicht unbedingt in Ihr Thema einsteigen, weil erstens Sie und Ihre Psychologin da bereits intensiv dran sind, und zweitens weiß ich aus unserer bisherigen gemeinsamen Zeit, dass Sie sehr reflektiert sind, das alles hier gut annehmen und große Fortschritte machen. Ich glaube, alles, was Sie brauchen, ist Zeit.«

»Ich glaube, allein mit Chaplins Rede haben Sie ohnehin voll ins Schwarze getroffen.«

»Es ist ja erstaunlich: Es ist seine Rede zu seinem 70. Geburtstag. So alt musste er werden, um diese Erkenntnisse zu bekommen und diese auch teilen zu können.«

»Der allerletzte Absatz, der dürfte für mich entscheidend sein.«

»Dazu passt auch der Satz, den ich gerne zitiere, Sie kennen ihn schon: Egal, was hier auf dem Boden gerade passiert, vom Mond aus gesehen ...«

»Ist alles relativ egal. Mir hat für diese Erkenntnis der Gipfel der Kampenwand bereits gereicht. Ich muss gar nicht mehr bis zu den Sternen hinauf.«

Wir sprechen über andere Themen. Nicht mehr über die Wut. Dieses Gefühl ist auch momentan abwesend. Sie wird zurückkommen, sicherlich. Aber etwas passiert gerade in mir, das spüre ich deutlich. Ich muss nur abwarten. Die Zeit wird es mir zeigen.

Alle Gefühle gehören zu mir

»Sie machen einen entspannten Eindruck heute.«

Ich blicke auf den kleinen, grauen, runden Tisch, der in der Ecke steht. Darauf steht die Box mit den Taschentüchern. Diese werde ich heute nicht brauchen. Ich sitze mit dem Rücken zur Wand, der Tisch links von mir, die Tür rechts. Wenn ich geradeaus schaue, kann ich durch das Fenster den historischen Teil des Klinikgebäudes mit dem gelben Turm sehen. Dort ist eine Uhr montiert mit großen, geschwungenen Zahlen. Ein Vogel sitzt auf der Turmspitze, scheinbar entspannt und die wenigen Sonnenstrahlen genießend. Ich stelle mir den fehlenden Sekundenzeiger vor, wie er unaufhörlich seine Runden dreht. Während ich daran denke, vergehen schon wieder zwei Sekunden. Zwei Sekunden, die ich nicht rückgängig machen oder verändern kann.

Die gesamte Vergangenheit kann ich nicht mehr verändern.

Ich muss sie aber auch nicht verändern.

»Ich bin tatsächlich entspannter.«

Das letzte Gespräch mit meiner Psychologin liegt nun eine Woche zurück, das mit der Co-Therapeutin drei Tage.

In den letzten Tagen ist viel passiert.

Und zwar in meinem Kopf.

Ich habe viel Zeit mit meiner »neuen« Clique verbracht. Im Laufe des Aufenthalts habe ich ein paar wundervolle Menschen in meinem Alter kennengelernt. Wir waren gemeinsam beim Bowlen, im Kino, haben Escape-Room-Brettspiele gespielt. Wir haben zusammen gelacht, zusammen geweint, waren albern und ernst. Ich hatte auch viele intensive Gespräche mit anderen Patienten. Mich interessiert ihr Leben, warum sie hier sind, was ihre Wünsche und Ziele sind.

Zugleich habe ich in den letzten Tagen mehr Zeit allein in meinem Zimmer verbracht. Habe mir Ruhe gegönnt, nachgedacht, Notizen gemacht. Außerdem habe ich viel musiziert. Meine Ukulele ist fast jeden Abend in der Lobby oder in einem der freigegebenen Säle dabei. Mein Sporttherapeut musste kein weiteres Trainingsverbot erteilen, ich bleibe zwar fleißig dran, gönne mir aber nun regelmäßig sportfreie Tage.

Ich bin deutlich ausgeglichener. Und ich hatte eine zentrale Erkenntnis.

»Wir haben letzte Woche über das Thema Wut gesprochen, und ich glaube, Sie möchten mir etwas erzählen.«

»Sie haben mich gefragt, was denn eigentlich grundsätzlich dagegenspräche, dass die Wut da ist.«

Sie schaut mich an, und ich weiß nicht, ob es Neugier ist oder Vorahnung oder gar Wissen, was jetzt kommt. Ich setze fort: »Das war die richtige Frage. Bevor ich mich damit auseinandersetzen kann, warum die Wut da ist und was ich mit dieser Wut mache, muss ich zuerst die Antwort auf die Frage finden, ob und was dagegenspräche, dass die Wut da ist.

Ich habe nachgedacht. Ich dachte, dass Gefühle kommen und gehen. Das ist nicht ganz richtig. Die Gefühle sind in mir, und sie bleiben in mir. Sie verstärken sich durch das, was passiert, durch Reize, und flachen früher oder später wieder ab. Manchmal schnell, manchmal langsam.

In meinem Kopf gibt es ein Esszimmer mit einem großen runden Tisch. Da sitzen alle Gefühle nebeneinander. Die Wut und die Angst hatten bislang keinen Platz am Tisch. Sie lungerten in der Ecke des Zimmers und machten immer wieder Krach, um auf sich aufmerksam zu machen. Das Problem war: Sie hatten keinen Platz am Tisch.

Nun weise ich ihnen jeweils einen Platz am Tisch zu und heiße sie willkommen. Das hat einen großen Vorteil: Ich habe über die Gefühle, die einen Platz am Tisch haben, die Kontrolle. Über die, die nicht am Platz sitzen, nicht. Ich kann sozusagen das Essen oder Trinken verteilen und selbst bestimmen, welchem Gefühl ich mehr oder weniger Futter gebe. Und wer am Tisch sitzt, hat meine Regeln zu befolgen.

Anders gesagt, jetzt dürfen auch negative Gefühle in meinem Kopf Raum bekommen. Es ist okay. Ich habe natürlich immer noch Schwierigkeiten damit und werde sie noch weiter haben, aber es fühlt sich schon deutlich besser an. Es hat mir unheimlich geholfen, dass Sie auf meine bereits vorhandene Ausdrucksfähigkeit hingewiesen haben. Es ist ein feiner und doch großer Unterschied, ob ich ein von mir akzeptiertes Gefühl ausdrücke und verarbeite oder ein nicht von mir akzeptiertes Gefühl verarbeite. Wenn jedes

Gefühl ein Teil von mir ist, kann ich auch sagen, dass es in Ordnung ist, behutsam damit umzugehen.

Ich glaube, da habe ich wieder etwas Entscheidendes gefunden.«

Die Psychologin schaut mich lächelnd an. Wie immer weiß ich nicht, was sie genau denkt. Das wird mich noch länger beschäftigen.

»Das ist eine sehr gute Möglichkeit, sich mit den Themen auseinanderzusetzen. Sie arbeiten mit Bildern, die komplexe Themen anschaulicher und verständlicher machen. Machen Sie genau so weiter. Besonders wichtig finde ich auch: Egal, ob ein Gefühl nun positiv oder negativ ist, es ist ein Teil von Ihnen. Es gibt keinen Grund, ein Gefühl von vornherein abzulehnen. Es ist okay, dass diese Gefühle da sind. Da ist nichts Verwerfliches dran.«

»Das wird noch eine Weile in mir arbeiten. Aber ich habe jetzt die Richtung gefunden«, sage ich langsam, aber bestimmt.

»Das ist schön.«

»Ich glaube, wir sind am Ende dieser Reise angekommen«, bin ich überzeugt.

»Es war eine lange, intensive Reise. Sie haben viel geschafft in dieser Zeit.«

»Wir haben viel geschafft. Ich weiß, es geht weiter und ich muss dranbleiben, aber hier hat sich definitiv ein Kreis geschlossen. Vielen herzlichen Dank. Sie haben mir sehr geholfen.«

Ich verlasse erleichtert und frohen Mutes das Zimmer meiner Psychologin. Ich denke, die restliche Zeit ruhe ich mich wirklich aus, jetzt versuche ich, den Aufenthalt hier ein Stück weit wie Urlaub zu betrachten.

Ich weiß zu dem Zeitpunkt nicht, dass noch ein großer Brocken auf mich wartet.

Ich denke wirklich, ich wäre hier fertig.

Hätte ich zu diesem Zeitpunkt nur gewusst …

TEIL 4:

SICH SELBST VERZEIHEN

Achtsamkeit

Jeder zweite Tag in der Klinik beginnt mit der Achtsamkeitsgruppe.

Bei den Übungen, die wir dort machen, geht es darum, das Hier und Jetzt bewusst wahrzunehmen und sich nicht von Gedanken, Erinnerungen oder sonstigen Fantasien oder Gefühlen ablenken zu lassen.

Im Laufe der Zeit habe ich von vielen Mitpatienten gehört, dass die Achtsamkeitsübungen für sie sehr schwierig seien. Zu viele Gedanken würden sie immer und immer wieder ablenken, egal, welche Achtsamkeitsübung auch immer durchgeführt wird.

Ich habe auch hier Glück. Ich komme aus einer buddhistischen Familie und die Übungen sind mir größtenteils bereits bekannt. Auf Koreanisch heißt die Achtsamkeit 참선 (Chamsun).

Vater brachte mir mal eine Übung bei, als ich 16 war:

Ich sitze im Schneidersitz und schließe die Augen. Zwangsläufig kommen ein erster Gedanke oder ein Gefühl. Ich visualisiere einen Zettel vor meinen Augen. Darauf schreibe ich den Gedanken oder das Gefühl wörtlich nieder. Im Anschluss zerknülle ich diesen imaginären Zettel und werfe ihn weit weg. Dieselbe Prozedur wende ich beim nächsten Gedanken an. Ich bewerte diese Gedanken nicht. Wenn ein bereits weggeworfener Gedanke wieder da ist, wird dieser erneut aufgeschrieben und weggeworfen. Im Idealfall würde irgendwann der Punkt erreicht, an dem es nichts mehr wegzuwerfen gibt.

Diesen Zustand habe ich damals nie wirklich erreicht. Ich habe nie sonderlich lange durchgehalten. Aber hier bin ich aufgrund dieser Erfahrungen nun den anderen gegenüber voraus.

Ich habe in der Klinik für mich herausgefunden, dass die sogenannte Gehmeditation für mich am besten geeignet ist. Ich gehe ganz langsam einen Schritt nach dem anderen und nehme jeden Schritt ganz bewusst wahr. Ich registriere, wie mein Fußballen den

Boden berührt, wie der Fuß sich im Anschluss abrollt und mein Gewicht sich über die gesamte Fußsohle verteilt. Ich spüre, wie sodann die Fußspitze am Ende den Boden wieder verlässt, während das Gewicht sich auf dem anderen Fuß verteilt.

Ich versuche, meine Atmung der Gehgeschwindigkeit anzupassen. Vier langsame Schritte lang einatmen, sechs langsame Schritte lang ausatmen. Bis ich nur noch die Berührung des Bodens durch meine Füße wahrnehme und ansonsten alles andere bis auf meine Atmung ausblende. Danach bleibe ich stehen, richte meinen Blick in die Ferne. Ich suche mir einen Punkt und betrachte, ohne zu werten. Nun konzentriere ich mich nur noch auf meine Atmung. Das Zeitgefühl verschwindet.

Ich bin hier.

Ich existiere auf dieser Welt. Egal, was um mich herum geschieht – ich bin hier. Ich lebe. Ich stehe auf dieser Stelle, die ich ausgesucht habe, und atme ein und aus.

Ich spüre meinen gesamten Körper und es fühlt sich angenehm an.

Ich variiere diese Übung gerne, indem ich rückwärts gehe. Das schärft die Sinne und macht die Achtsamkeit dadurch etwas einfacher. Es geht nur um das Hier und Jetzt. Alle Sorgen und Schmerzen, sie werden wieder genug Raum zur Entfaltung bekommen. Aber nicht in diesem Moment. In diesem Moment bin ich hier. Ohne Bewertung. Ohne Einflüsse.

Alles, was da ist, darf da sein.

Auch heute, zum Ende meiner fünften Woche hier am Chiemsee, gehe ich einige Schritte Richtung See. An der Mauer angekommen, bleibe ich stehen und betrachte wieder einmal die Wellen. Ich sehe die Enten, die sich scheinbar von ihnen treiben lassen. Seelenruhig, geradezu stoisch. Die Tiere sind doch wahrlich achtsam. Sie sind im Hier und Jetzt. Sie machen sich – vermutlich – keine Gedanken darüber, was in der Vergangenheit schiefgelaufen ist; sie machen sich keine Sorgen darüber, was sie in einer Woche zu essen haben können. Sie sind hier. Wenn sie Hunger haben, suchen sie nach Futter. Wenn sie müde sind, schlafen sie. Wenn sie sich einfach treiben lassen wollen, lassen sie sich von den Wellen treiben.

Hier und jetzt.

Wenigstens in diesen wenigen Minuten bin ich wirklich ich selbst, ohne Sorgen und Ängste.

Wie wunderbar erleichternd und entspannend.

Der Tag kann starten.

Die Parkbank

Mit dem autogenen Training dagegen habe ich meine liebe Mühe. Die Co-Therapeutin, die es leitet, macht es gut. Trotzdem kann ich diese Übung nicht gut ausführen. Entweder schlafe ich sofort ein, was nicht Sinn der Sache ist, oder ich bin trotz allem zu verkrampft.

Auch heute bin ich mit einer Portion Skepsis unterwegs zu dem Raum, in welchem die heutige Übung stattfindet. Vielleicht das einzige Training, bei dem ich nicht den gewünschten Erfolg erziele, denke ich mir, schließlich neigt sich der Klinikaufenthalt langsam dem Ende zu. Ich schüttle diesen Gedanken ab, bislang hatte ich einen guten Tag, insbesondere nach der gelungenen Achtsamkeitsgruppe.

Ich öffne die Tür und werde von meiner Lieblings-Co-Therapeutin begrüßt.

Das scheint doch ganz mein Tag zu werden.

Ich entscheide mich heute spontan gegen die Liegehaltung, denn ich möchte etwas anderes probieren. Ich setze mich an die Wand, strecke beide Beine von mir und lege mein Kissen zwischen Wand und Rücken. Ich justiere mich so lange, bis ich bequem sitze.

Die Übung beginnt. Die Co-Therapeutin liest den dazugehörigen Text mit ihrer ruhigen Stimme. Ich lasse mich fallen und versuche, alle Kraftanstrengungen soweit es geht zu unterlassen. Ich achte auf meine Atmung und folge den Anweisungen.

Und dann bin ich plötzlich nicht mehr in diesem Raum.

Ich stehe auf einer grünen Wiese. Diese Wiese befindet sich irgendwo in den Bergen an einer Hanglage. Der Himmel ist blau und das sattgrün strahlende Gras wird durch eine leichte Brise in Bewegung gesetzt. Es ist ansonsten still. In der Ferne sehe ich Berge.

Ich beobachte diese Szenerie eine Weile, bevor ich mich umdrehe.

Auf der anderen Seite befindet sich eine einzelne Parkbank. Sie ist dunkelgrün und ansonsten schlicht gehalten.

Auf der Parkbank sitzt meine Tochter.

Ich bin fasziniert. Nicht meine kleine Sechsjährige, sondern eine erwachsene Frau sitzt da, aber sie ist zweifellos meine Tochter.

Sie sagt nichts, sondern lächelt mich nur an.

Von rechts kommt Nina ins Bild.

In ihren Haaren sehe ich graue Strähnen. Auch sie ist älter geworden. Sie geht langsam und doch elegant und anmutig zur Parkbank. Sie setzt sich zu meiner Tochter und schaut mich dann mit einem Lächeln an.

Ich bin baff. Ich sage nichts. Ich beobachte die beiden nur. Sie haben beide lange Haare, die im Wind leicht wehen.

Dann merke ich erst, dass ich in einer Hand einen Stock halte.

Meine Hände sind vom Alter gezeichnet. Ich habe eine Stoffhose und eine leichte Jacke an. Ich bin dünner geworden. Mein Gesicht kann ich natürlich nicht sehen, aber ich kann mir in etwa vorstellen, wie ich aussehen muss.

Wie Vater.

Ich bin offenbar in die Zukunft gereist. Dreißig Jahre? Vierzig Jahre? Ich weiß es nicht.

Es fühlt sich so schön an.

So muss Frieden sein.

Wir schweigen und lächeln uns an.

Ich bin völlig entspannt.

Alles ist in diesem Moment gut so, wie es ist.

Die Co-Therapeutin holt uns zurück. Ich spüre meine Arme und Beine wieder deutlicher. Ich spüre die Wand im Rücken und dass ich etwas zusammengesunken bin. Ich bin nicht eingeschlafen, sonst wäre ich geweckt worden. Ich strecke mich ein wenig und bewege meine Zehen. Danach öffne ich langsam meine Augen und bin nun wieder in diesem Zimmer.

Ich fühle mich leichter, als ich aufstehe und das Zimmer verlasse.

Wenn das, was ich gesehen habe, die ferne Zukunft ist – dann kann ich mich getrost darauf freuen.

Die Handpan

»Wie geht es Ihnen?«, fragt mich der Musiktherapeut in der sechsten Woche.

Alle sieben Tage bin ich bei ihm in einer Einzelsitzung. Entgegen meiner ursprünglichen Erwartung haben wir die bisherigen Sitzungen überwiegend mit Gesprächen verbracht. Er ist ein sehr angenehmer, empathischer Mensch. Bei ihm weiß man, dass er einem wirklich zuhört. Seine Ruhe und Gelassenheit in jeder Situation tun unheimlich gut.

Ich erzähle ihm meine Geschichte zum Thema Wut. Er hat ja hautnah miterlebt, wie ich sie entdeckt habe, nun hört er mir gespannt zu, wie ich an die Sache herangegangen bin, was sich in mir verändert hat, welche neuen Ansätze ich entwickelt habe.

»Das hört sich hervorragend an«, sagt er sichtlich begeistert.

»Danke. Ja, tut es. Es fühlt sich auch so an.«

»Was machen wir denn dann heute?«

»Gute Frage.«

»Ich habe etwas!« Er springt freudig von seinem Stuhl auf.

Er holt seine Handpan aus der Ecke hervor. Also hat er nicht vergessen, dass ich dieses Instrument unbedingt mal ausprobieren will.

Eine Handpan ist ein Blechklanginstrument, das mit der Hand gespielt wird. Die Handpan sieht aus wie ein Mini-Ufo und hat neun »Tonfelder«. Sie wird in unterschiedlichen Variationen hergestellt und in verschiedenen Tonarten gestimmt. Schon oft habe ich mir Videos angeschaut, in denen auf der Handpan musiziert wird – ein faszinierendes Instrument. Eine Handpan kostet rund 900 Euro, sodass ich dieses Instrument bislang nur aus der Ferne bewundert habe. Umso besser, dass ich jetzt, in der Klinik, die Gelegenheit habe, einmal eine auszuprobieren.

Die Handpan ist groß, jedenfalls für mich. Wenn ich auf einem Stuhl sitze, kann ich das Instrument kaum auf meinem Schoß balancieren. Ich setze mich also kurzerhand auf den Boden und umarme das Instrument mit meinen Beinen.

Ich sitze in Richtung Innenhof.

Durch die verglaste Tür sehe ich den See.

Heute ist ein freundlicher Tag.

Die Sonnenstrahlen begrüßen mich und sagen mir, dass heute ruhige, leichte Klänge gespielt werden können.

Ich probiere die Handpan sachte aus. Variiere mit unterschiedlicher Geschwindigkeit und Krafteinwirkung. Ich versuche, mir die einzelnen Töne zu merken. Oben in der Mitte ist der Grundton zu finden. Ich gebe mit meiner rechten Hand damit einen leichten Rhythmus vor. Mit meiner linken Hand wandere ich um diesen Grundton herum und entwickle ganz langsam eine Melodie.

Die Vibration der Handpan ist sehr intensiv. Die Klangwellen strömen nicht nur nach außen, sie reißen mich ebenso mit. Das

Spiel hat eine meditative Wirkung auf mich, und bald fühle ich mich wie in Trance.

Ich kenne das von früher, als ich noch intensiv Klavier gespielt habe. Es gab Stücke, bei denen musste ich nicht schauen, welche Töne gespielt werden müssen. Man sagt, Hände haben ein sehr gutes Erinnerungsvermögen. Wenn sie ganz genau wussten, wie die Tonreihenfolge ist und ich mir keine Gedanken mehr darüber machen musste, ob sich Fehler einschleichen können, konnte ich loslassen. Ich war in diesen Momenten mein eigener Zuhörer. Ich konnte die Musik selbst genießen, während ich spielte.

Einen sehr ähnlichen Zustand erreiche ich in diesem Moment mit der Handpan. Mit einfachen Tonfolgen. Es ist der Klang dieses Instruments, der völlig ausreicht. Die Klangwellen verteilen sich wie die Wellen des Chiemsees sanft durch den Raum und füllen diesen.

Ruhe.

Ich denke an nichts anderes.

Nur diese Musik.

Es ist so schön.

Nach gefühlten fünf Minuten komme ich zum Ende und blicke wieder hoch. Der Musiktherapeut schaut mich lächelnd an.

»Die Stunde ist fast zu Ende.«

Was?

Die gefühlten fünf Minuten waren mehr als dreißig Minuten.

Wir reden noch über Musik im Allgemeinen. Es tut verdammt gut. Ich möchte dieses Gefühl für immer behalten. Es herrscht Frieden in mir. Ich bin tatsächlich wahrhaftig entspannt.

Es ist so schön, für einige Minuten keine Sorgen zu haben. Keinen Zweifel zu haben. Keine Angst zu haben. Keine Wut zu haben.

Musiktherapie.

Es ist wahrhaftig therapeutisch.

Ich bin meinen Eltern dankbar, dass sie mir diesen Zugang zur Musik ermöglicht haben. Vater hat zu Hause immer Klassik gehört. Musik war allgegenwärtig in meiner Kindheit. Die Musikanlage war eine seiner ganz wenigen, bescheidenen Investitionen. Ich erinnere mich noch heute an die mehreren Hundert Kassetten. Ich habe mit fünf Jahren begonnen, Klavier zu spielen. Natürlich war es zwischendurch anstrengend und die ersten Jahre bin ich durch die strenge koreanische Schule gegangen, aber ich hatte später in Deutschland eine wundervolle Lehrerin, die mir sehr viel, nicht nur über die Musik, beigebracht hat. Die Fähigkeit, musizieren zu können, ist ein großes Geschenk. Den Anstrengungen meiner Eltern habe ich es zu verdanken, dass ich auch passabel singen kann, ein Gefühl für Töne habe, mir auch die Ukulele recht schnell autodidaktisch aneignen konnte. Nun bin ich in der Lage, mich und meine Gefühle durch Musik auszudrücken.

Ich bin dankbar.

Ich bin der See

Die letzte Woche der Akuttherapie beginnt.

Heute in einer Woche werde ich mich auf den Weg nach Hause machen.

Mir geht es gut. Die Einträge in meinem Therapiebuch werden kürzer. Ich genieße die Zeit und rede viel mit anderen Patienten. Ich höre ihnen zu und erzähle im Gegenzug von mir. Oft werde ich von Patienten, die noch nicht lange da sind, darauf angesprochen, ob der Aufenthalt hier wirklich was bringe.

Ich bin hier schon ein alter Hase.

Gerne erzähle ich davon, was ich erlebt habe. Die Neuankömmlinge hören gespannt und doch verzweifelt zu. Es tut mir leid, diesen Schmerz in ihren Gesichtern zu sehen. Mir ist völlig klar, dass es kein Patentrezept gibt. Nur weil etwas mir guttut, heißt es noch lange nicht, dass es den anderen genauso guttun muss. Ich habe viel Glück gehabt hier mit der Therapie. Zwischen den Therapeuten und mir hat die Chemie sofort gestimmt, wir hatten einen guten Draht zueinander. Ich habe die »richtigen« Mitpatienten hier, mit denen ich mich gut verstehe und austauschen kann. Vor allem wird mir eines klar: Mein Tiefpunkt war vor dem Klinikaufenthalt erreicht, jetzt habe ich ihn ein Stück weit bereits durchschritten. Eigentlich habe ich bereits vor der Anreise begonnen, die ersten Schritte nach oben zu machen. Ich habe genau den richtigen Zeitpunkt für den stationären Aufenthalt erwischt.

Mir bleibt nichts anderes übrig, als den anderen zu sagen, dass ich Glück habe, dass mir klar ist, dass nicht jeder dieses Glück hat, und ich allen anderen dieses Glück von Herzen wünsche.

Wie unterschiedlich der Therapieverlauf sein kann, wird in der heutigen Easier-Living-Gruppe auch deutlich sichtbar.

In dieser Gruppe werden sogenannte Motto-Ziele entwickelt. Zu Beginn werden diverse Karten mit unterschiedlichen Motiven verteilt und jeder sucht sich spontan die Karte aus, die ihm am meisten zusagt. Dazu werden Themen und Wünsche assoziiert – und daraus ein prägnanter Motto-Satz formuliert, der einen bei der therapeutischen Arbeit begleiten soll. Verschiedene Gruppenarbeiten und Themen werden im Laufe der Sitzungen zu den Karten und Sätzen entwickelt.

Ich hatte zu Beginn eine Karte gewählt, die Mönche in einem Tempel zeigt. Als ich später begriff, dass ich die Karte weniger wegen mir selbst, sondern wegen meiner Erinnerung an meine Verwandtschaft ausgesucht hatte, bat ich darum, diese Karte wechseln zu können, um den Fokus mehr auf mich selbst richten zu können. Ich entschied mich für einen Löwen in der Savanne, wie er ruhig dasitzt und die Umgebung aufmerksam beobachtet. Diese Karte begleitete mich fortan im Unterbewusstsein.

In den kommenden Tagen werde ich mit der Gruppe gemeinsam mein Motto-Ziel ausarbeiten.

Heute sind wir draußen. Das Wetter ist schön, die Sonne begrüßt uns herzlich.

Die Therapeutin stellt uns folgende Aufgabe:

Wir sollen drei Gegenstände finden, die für:
- sich selbst zum Zeitpunkt des Therapieantritts
- sich selbst zum jetzigen Zeitpunkt
- sich selbst in der Zukunft (Wunsch) stehen

Die anderen schauen sich im Innenhof um. Sie sind schon fleißig auf der Suche.

Viele nehmen sich unterschiedliche Äste, manche haben Muscheln oder Steine gefunden.

Ich stehe auf der Stelle.

Ich suche nicht.

Ich muss nicht suchen.

Ich schaue den anderen noch eine Weile zu, danach drehe ich mich um und laufe zum großen Baum. Ich setze mich daneben und schaue hinaus. Die Sonne lässt den Chiemsee strahlen. Sanfte Wellen wandern von Ost nach West. Drüben ist die Herreninsel, scheinbar komplett verlassen und einsam.

Ich schalte ab. Jetzt genieße ich nur dieses schöne Wetter. Die Sekunden vergehen. Manche sind bereits mit ihrer Suche am Ende, andere laufen hektisch über das gesamte Gelände auf der Suche nach geeigneten Gegenständen.

Ich sitze neben dem großen, freundlichen Baum und denke tatsächlich – an nichts.

Ein Mitpatient kommt zu mir.

»Hast du deine Gegenstände schon?«

»Ja.«

»Aber du hast nichts in der Hand.«

»Das stimmt.«

»Willst du bei dieser Übung nicht mitmachen?«

»Doch, doch. Ich erzähle es dann.«

Die Gruppe kommt wieder zusammen. Jeder erzählt über seine Gegenstände. Manche konnten gar keinen Gegenstand für die Gegenwart finden, weil sie nicht wissen, in welchem Zustand sie sich befinden. Viele haben für den Wunschzustand einen stabilen Gegenstand genommen. Der Wunsch nach Stabilität und Stärke. Absolut verständlich.

Ich bin als Letzter an der Reihe.

»Welche Gegenstände haben Sie ausgesucht, Herr Park?«

»Der erste Gegenstand ist der Chiemsee«, sage ich, hinaus Richtung See zeigend, und lasse mir Zeit. Ich sortiere meine Gedanken ein letztes Mal. Dann fahre ich fort: »Als ich hier vor fünf Wochen ankam, war das Wetter teilweise sehr stürmisch. Dementsprechend unfreundlich, rau, wütend, dunkel war das Wasser. Mir ging es genauso. Ich war wütend, ängstlich, verzweifelt, empfindlich und deprimiert.

Der zweite Gegenstand, der für den jetzigen Zustand stehen soll, ist der Chiemsee heute. Heute ist das Wasser sanft, freundlich, ruhig, klar. Ich bin heute klarer im Kopf, ich bin ruhiger, zufriedener. Es ist nicht mehr so stürmisch wie zu Beginn des Klinikaufenthalts.

Der dritte Gegenstand, der für das stehen soll, was ich sein möchte, ist auch der Chiemsee. Das Wasser kann mal wütend und unfreundlich sein, aber auch klar und ruhig. Es kann verschiedene Zustände annehmen und sich wieder verändern. Es ist aber immer dasselbe Wasser.

Bei mir ist es auch so. All die Gefühle und Emotionen gehören zu mir. Ich bleibe ich selbst. Es ist okay, ich zu sein. Es ist auch okay, mal wütend zu sein. Es ist immer dasselbe Wasser. Deshalb sind alle drei Gegenstände bei mir gleich.«

Stille.

In der Ferne taucht gerade ein Vogel ins Wasser. Die Wellen rollen immer noch gleichmäßig von Ost nach West. Die sanfte Brise streichelt meine Haare.

Der große, freundliche Baum schaut zu mir herab und sagt:

Das war eine gute, passende Antwort auf die Frage. Genau das ist der richtige Weg.

Der Soundtrack meiner Therapie

Der letzte Freitag, das letzte Wochenende am Chiemsee bricht an.

Freitags gibt es in der Regel wenig Kurse. Ich habe praktisch den ganzen Nachmittag für mich allein.

Heute entscheide ich mich dafür, mit der Ukulele nach draußen zu gehen.

Als ich nach Bernau gekommen bin, hat mich ein Lied begleitet: »Holes« von Passenger.

Ich setze mich auf die Mauer, mit Blick auf den See. Ich kann ins Freie singen, das wird niemanden stören. Ich spiele die Ukulele an.

Die erste Strophe handelt von einem Mann, der alles verloren hat, lange im Koma lag und nach dem Aufwachen sagt, wenn man nichts habe, könne man auch nichts verlieren.

Ich hatte nach der Trennung nichts mehr in der Hand außer meine vollgepackte Sporttasche. Ich hatte meine Ehe, meine Familie, unser Haus, alles verloren.

Ich hatte vor allem mich selbst verloren. Das Einzige, was ich wirklich selbst unter Kontrolle hätte haben können und müssen, war mir entglitten. Ich war heimatlos geworden, in jeglicher Hinsicht.

Mehrere Wochen »schlief« ich.

Ich bin aufgewacht und habe realisiert, dass ich bereits mit dem

Gedanken hierhergekommen bin: Ich habe nichts mehr, also habe ich auch nichts zu verlieren.

Im Lied sagt der Mann also weiter, dass er ein Loch in seiner Hosentasche und seinem Shirt habe und stattdessen einen Haufen Probleme. Aber das Leben geht weiter.

Ich habe »Löcher« in meiner Hose, mein Kontostand ist ebenso durchlöchert. Ich habe wahrlich an vielen Fronten zu kämpfen. Aber: Das Leben geht weiter. Es geht immer weiter.

Es kommt am Ende nur darauf an, was ich aus dem, was ich habe oder nicht habe, mache.

Die Vergangenheit beeinflusst nicht die Gegenwart und nicht die Zukunft.

Ich mache weiter.

Mit all den Löchern in mir.

Sie gehören zu mir.

Ich selbst beeinflusse und gestalte das Hier und Jetzt, auch wenn es manchmal den Eindruck macht, als könne ich es nicht beeinflussen.

Im Refrain von »Holes« geht es darum, dass man manches nicht ändern oder sich aussuchen kann. Wir alle haben Löcher in unseren Herzen, in unserem Leben, aber wir leben weiter. Ich singe diesen Refrain noch einige Male und werde dabei immer lauter. Ich singe dieses Lied und ich meine es so, jede einzelne Zeile. Das hätte ich vor sechs Wochen nicht gekonnt. Es geht weiter. Ich trage alles, was ich bin, was mich ausmacht, weiter.

Die letzte Woche.

Nur noch wenige Tage.

Bald ist das alles vorbei.

Halt. Moment.

Irgendetwas stört mich an diesem Gedanken.

Es fühlt sich nicht richtig an.

Ich weiß nicht, was das genau ist.

Aber ich brauche mehr Zeit.

Ich packe meine Ukulele ein und renne zum Zimmer meines Oberarztes. Er ist glücklicherweise noch im Haus. Ich bitte ihn, für mich eine Aufenthaltsverlängerung zu beantragen. Er verspricht mir, das Bestmögliche zu tun. Allerdings könne er mir keinen Erfolg garantieren, da Verlängerungsanträge in der Regel mehr als eine Woche Vorlaufzeit benötigen.

Mein Gefühl sagt mir, dass der Antrag bewilligt wird. Ich habe so viel Glück derzeit.

Etwas fehlt noch.

Das werde ich herausfinden.

Der Löwe

Montag. Drei Tage vor der Abreise. Ob mein Verlängerungsantrag rechtzeitig bewilligt wird, weiß ich nicht.

Letzte Stunde der Easier-Living-Gruppe.

Heute bin ich an der Reihe. Wir sammeln Assoziationen zur Karte, die ich ausgesucht habe – der Löwe. Es fallen Begriffe wie »Mut«, »Ruhe«, »Stärke«.

Danach geht es an die Themensetzung. Was ist eigentlich mein Thema? Am Anfang der Therapie habe ich davon gesprochen, dass ich wieder der Mensch sein möchte, der ich früher mal war. Inzwischen denke ich mir: Ich möchte der Mensch bleiben, der ich jetzt bin. Ich möchte diesen Weg, auf welchem ich mich derzeit befinde, weitergehen.

Bei der Formulierung des Motto-Ziels ist es üblich, dass die anderen Gruppenteilnehmer für den jeweiligen Betroffenen Vorschläge einreichen. Daraus wird ein Spruch gewählt. Auch bei mir machen sich die anderen Gedanken und verschiedene schöne Sätze werden gesammelt:

Die Kraft liegt in der Ruhe.
Stolz ist eine innere Einstellung.
Mit Mut und Kraft gehe ich meinen neuen Weg.
Der Löwe in mir ist stolz und mutig.
In der Verbindung mit meiner Kraft gehe ich mutig & besonnen
meinen Weg.
Ich nehme mir die Freiheit, ein Löwe zu sein.

Ich habe aber bereits einen Satz für mich im Kopf.

Erhobenen Hauptes durch die Lebenssavanne.

Egal, was in Zukunft noch kommt, was auch immer passiert, wie schwer es auch immer sein mag – mit Mut und Zuversicht dieses kostbare Leben angehen. Damit ich am Ende sagen kann: »Ich habe jeden Tag mit allem, was auch immer dazugehört, mit Höhen und Tiefen, GELEBT.«

Zum Abschied von der Gruppe wird ein Rucksack gepackt.

Jeder Teilnehmer der Easier-Living-Gruppe bekommt ein Blatt, auf dem ein Rucksack abgebildet ist. Darauf werden die Wünsche der Gruppe für jeden Einzelnen notiert. Die Gruppenleiterin nimmt ihren Stift in die Hand und bittet nunmehr die anderen, gemeinsam einen Rucksack für mich zu packen.

Der Rucksack wird rasch voll.

»Nur das Beste!«
»Ich wünsche dir viel Löwenfutter, damit dir die Kraft nie ausgeht.«
»Gelassenheit, indem du dir deiner eigenen Stärke bewusst wirst.«
»Ich wünsche dir eine innere Kraftquelle, an der du auftanken kannst.«

»Ich wünsche dir die Stärke und Erhabenheit eines Löwen.«
»Auch Brüllen gehört zum Löwen!«
»Zweifle nicht an dir, glaub an deine Stärke!«
»Mit Leichtigkeit in die neue Savanne.«
»Lebe dein Leben und sei stark wie ein Löwe!«
»Viel Glück und Kraft für einen Neuanfang.«
»Alles Gute!«
»DANKE!«
»Ich wünsche dir, dass du so bleibst, wie du bist.«

Puh.

Nicht schon wieder weinen.

Besonders der letzte Satz bleibt an mir hängen. Ich soll so bleiben, wie ich bin. Ich, der ich von mir selbst nie viel gehalten habe, mich selbst nie großartig fand. Ich soll an meine Stärke glauben.

Ich soll so bleiben, wie ich bin.

Vielleicht, ja vielleicht ist das auch ganz richtig so.

Nordic Walking

Die Füße schmerzen höllisch.

Es ist, als würde ich mit jedem Schritt auf tausend Nadelspitzen aufsetzen.

Weiter.

Es ist Dienstag, zwei Tage vor der Abreise.

Ich ramme die Walking-Stöcke abwechselnd in den Boden und gehe weiter.

All die Sportanwendungen hier sind große Herausforderungen. Das Schwierigste für mich ist Pilates. Beim Pilates konnte ich am Anfang kaum eine Übung bis zum Ende durchhalten, aber im Laufe der Zeit habe ich tatsächlich große Verbesserungen festgestellt. In der letzten Pilates-Stunde wurden Übungen durchgeführt, die ich bereits in meiner ersten Pilates-Stunde gemacht habe. Beim ersten Mal musste ich jede einzelne Übung frühzeitig abbrechen und konnte den anderen nur zuschauen. Was habe ich mich geschämt. Bei der letzten Stunde stelle ich plötzlich fest, dass ich einige Übungen bis zum Ende durchhalte und auch insgesamt deutlich beweglicher geworden bin. Welch ein Glücksgefühl! Durch Pilates und Wirbelsäulengymnastik konnte ich die Rücken- und Bauchmuskulatur effektiv stärken, wodurch ich unmittelbar profitiert habe: kaum noch Rückenschmerzen, bessere Haltung, Steigerung der Fitness. Wassergymnastik hat dazu beigetragen, dass ich ordentlich Fett verbrannt habe und dabei meine Gelenke schonen konnte. Alles in allem ist mein Körper in den letzten sechs Wochen wesentlich stärker und ausdauernder geworden.

Nur Nordic Walking ist und bleibt ein unüberwindbares Hindernis.

Normalerweise geht es aus dem Klinikgelände hinaus am See entlang sowie über die Felder. Die Strecke ist zwischen sieben und neun Kilometer lang, je nachdem, welche Route der Sporttherapeut wählt. Heute jedoch bleiben wir auf dem Klinikgelände und laufen vom Eingangsbereich bis zum letzten Gebäudeteil und wieder zurück. Die einfache Strecke ist rund 500 Meter lang. Dafür gibt es auf der Strecke unterschiedliche Übungen: Mal kurze Sprints, mal Hampelmann, mal besonders lang gezogene Schritte oder Dehnübungen.

Ich habe extreme Plattfüße. Walken oder Joggen ist – in Verbindung mit meinem Übergewicht – ab einer bestimmten Dauer eine Qual. In der Walking-Gruppe bin ich regelmäßig Letzter. Dass ich überhaupt ins Ziel komme, ist jedes Mal erstaunlich genug.

Als 40 von 55 Minuten um sind, möchte ich am liebsten an Ort und Stelle aufgeben. Ich kann nicht mehr. Ich will nicht mehr. Ich sehe die anderen, wie sie leichtfüßig weitergehen. Manch einer kürzt sogar die Strecke ab und lacht dabei. Das macht mich wütend.

Während ich mich hier quäle und ernsthaft versuche, mich durchzubeißen, nehmen es die anderen nicht ernst. Warum sind sie nicht bei der Sache? Wollen sie nicht sich selbst helfen? Und wenn sie das schon nicht wollen, müssen sie mich mit ihrem Verhalten auch noch erniedrigen, entmutigen?

Noch wütender bin ich aber über die Tatsache, dass ich so leide. Es ist nur Nordic Walking. Warum habe ich diese beschissenen Füße? Warum werde ich auf diese Art und Weise bestraft? Warum habe ich mich in den letzten Jahren, nein im letzten Jahrzehnt so gehen lassen? Warum habe ich zugelassen, dass ich so wurde, wie ich jetzt bin?

Der Selbsthass möchte gerne zurückkehren.

Ich habe das so verdient.

Ich verdiene diese Schmerzen.

Ich verdiene diese Erniedrigung.

Einen Augenblick muss ich meinen Selbsthass aber noch trösten. Es sind inzwischen weitere zehn Minuten vergangen. Der Sporttherapeut signalisiert aus der Ferne, dass die letzte Runde angebrochen ist. Ich weiß nicht einmal mehr, wie viele Runden ich bis dahin gelaufen bin. Es gab auch keine feste Vorgabe für die Anzahl der Runden.

Einer, der vorhin abgekürzt hat, ist vor mir.

Er hat circa fünfzig Meter Vorsprung.

Es sind jetzt noch etwa vierhundert Meter bis zum Ziel.

Den kassiere ich wenigstens noch.

Ich gehe schneller. Meine Füße schreien geradezu. Ich möchte auch schreien. Ich beiße mir auf die Zähne und gehe noch schneller. Zweihundert Meter vor dem Ziel überhole ich ihn schließlich. Am Ende habe ich fünfzig Meter Vorsprung.

Hinter dem Zielpunkt setze ich mich auf einen großen Stein, bevor ich hinfalle.

Für ein paar Sekunden habe ich alles ausgeblendet. Jetzt realisiere ich, wie unerträglich die Schmerzen sind. Die anderen verabschieden sich und gehen zurück ins Gebäude, ich bleibe an Ort und Stelle sitzen.

Es hilft mir, dass ich das kurzfristige Ziel erreicht habe. Es spielt keine Rolle, ob dieses Überholmanöver sinnvoll war oder nicht.

Ich bleibe eine halbe Stunde lang sitzen. Die Schmerzen lassen schließlich langsam nach.

Die Wut von vorhin ist verflogen.

Ich habe 45 Minuten Nordic Walking durchgehalten und habe etliche Kilometer zurückgelassen.

Vor dem Klinikaufenthalt hätte ich nicht mal fünfzehn Minuten geschafft. Stimmt nicht, damals hätte ich das erst gar nicht ausprobiert.

Ich habe in den vergangenen sechs Wochen immens viel erreicht.

Ich sehe besser aus.

Ich fühle mich wohler in meiner Haut.

Ich bin fitter.

Ich bin auf dem richtigen Weg.

Der Selbsthass mag früher vielleicht eine »Berechtigung« gehabt haben, jetzt jedenfalls ist kein Platz mehr dafür in mir. Mir ist klar, dass der Selbsthass und der Selbstzweifel immer wieder anklopfen werden. Wenn sie klopfen, werde ich ihnen einen Platz an meinem Tisch anbieten. Wir werden uns unterhalten, Spaß haben, aber auch diskutieren und sicher streiten. Sobald wir uns ausgesprochen haben, werde ich sie wieder wegschicken oder sie still sitzen lassen. Wichtig ist: Ich bin und bleibe jederzeit der Tischherr.

Ein paar Tränen fließen.

Es ist völlig okay.

Es sind gute Tränen. Sie sind wie ein Schlusspunkt eines Kapitels.

Ich rauche noch eine Zigarette und gehe schließlich langsam und vorsichtig zurück ins Klinikgebäude.

An der Rezeption erhalte ich einen Kurzbrief.

Mein Verlängerungsantrag wurde bewilligt.

Imagine

Donnerstag, der ursprüngliche Abreisetag.

Anstatt den gesamten Nachmittag im Auto auf der Rückfahrt zu verbringen, betrete ich den Saal zur Tanztherapie.

Dadurch, dass meine Aufenthaltsverlängerung sehr kurzfristig bewilligt wurde, wurden die Gruppen bereits ohne mich neu eingeplant. Die Psychologin kann mir allerdings andere Therapiegruppen zuweisen, was ich dankend annehme: So wähle ich die Schmerzbewältigungsgruppe rein aus Interesse sowie die Tanztherapie. Ich kenne die Tanztherapeutin schon aus der ersten Musiktherapiestunde, als sie mit der Tanztherapie zusammengelegt worden ist. Ich habe mich in den vergangenen Tagen bereits in ihre Kurse eingeschlichen, weil es dort noch Kapazitäten gab und mir der Gestaltungsansatz Spaß macht.

Bereits letzte Woche, als die Verlängerung des Klinikaufenthalts noch kein Thema war, haben wir ein Gespräch zwischen den Kursen geführt.

»Ich weiß noch ganz genau, als du bei deinem ersten Mal bei mir warst.«

»Wirklich?«

»Du bist mir aufgefallen. Da stand ein schüchterner, müder Kerl, der seine Hände in seinen Hosentaschen vergrub und beim freien Tanzen unbeholfen hin und her wackelte. Außerdem ... ich darf das doch so sagen, mein Lieber: Mensch, warst du fertig.«

»Oh ja. Ich war fix und fertig.«

»Und jetzt schau dich an.«

»Wie bin ich denn jetzt?«

»Brust raus. Selbstbewusst. Zufrieden. Mit dir im Einklang. Die Hände nicht mehr in den Hosentaschen. Ausgeruht, innerlich und äußerlich.«

Sie ist ein ganz besonderer Mensch, und es tut gut, das von ihr zu hören. Vielleicht ist es diese künstlerisch-musikalische Ader, die eine gewisse Verbindung schafft. Sie ist – wie auch der Musiktherapeut – mit besonders feinen Antennen ausgestattet. Es sind die kleinen Gesten, die sehr viel bewirken, wenn man sie erkennt.

Bei ihr habe ich in den vergangenen Stunden viel über zwischenmenschliche Beziehung gelernt. Durch unterschiedliche Übungen konnte ich für mich herausarbeiten, welche Elemente in der Kommunikation wichtig sind, wie wichtig auch Freiräume für jeden Einzelnen sind und wie eine harmonische Symbiose zwischen zwei Menschen entstehen und erhalten bleiben kann.

Als die Stunde beginnt, ahne ich noch nicht, dass dies der wichtigste Tag des Klinikaufenthaltes sein wird.

Zu Beginn spielt die Tanztherapeutin einige Lieder. Jedem steht es frei, ob er sich dazu bewegen oder nur zuhören möchte. Auch sich hinlegen ist ausdrücklich erlaubt. Jeder soll das tun, wonach ihm ist. Ich lehne diesmal an einer Wand und höre zu, während manche auf den an die Wand gestellten Stühlen sitzen und andere tanzen.

Irgendetwas liegt in der Luft.

Die Tanztherapeutin leitet die Übungen des heutigen Tages an. Ich kann mich heute nicht so gut konzentrieren. Ich bin mit diesem Gefühl beschäftigt, das ich noch nicht identifizieren kann. Es ist an meinem Herzen zu spüren, ich kann aber noch nicht erkennen, was es genau ist.

Die Musik endet. Es ist still im Raum.

»Ihr seid aus verschiedensten Gründen hierhergekommen«, sagt die Tanztherapeutin und schaut uns der Reihe nach an. »Die meisten von euch möchten weniger Schmerz. Mehr Ruhe und Frieden. Euch beschäftigt oft der Umgang mit anderen Menschen. In vielen

Gesprächen höre ich, dass ihr euch Sorgen um eure Familie und Freunde macht. Was ist eigentlich mit euch selbst?«

Stille.

»Wann habt ihr das letzte Mal wirklich etwas für euch selbst getan? Okay, ihr seid hier. Hier tut ihr was für euch. Aber im Alltag? Ich finde, wir haben zwar sehr viel Liebe zu geben, wir geben sie aber alle nur den anderen. Was ist mit euch selbst? Was ist mit Liebe für euch selbst?«

Niemand antwortet.

»Wir sind oft zu hart gegenüber uns selbst. Wir erwarten oft zu viel von uns selbst. Dabei verdienen wir es doch auch, geliebt und geachtet zu werden. Durch die Achtsamkeitsübungen hier zum Beispiel lernen wir, auf uns zu achten. Selbstachtung. Wann haben wir uns selbst das letzte Mal umarmt?«

Die Teilnehmer schauen sich einander an. Alle Gesichter sagen wortlos: Wir wissen es nicht. Wir können uns nicht daran erinnern.

»Legt eure Hände mal auf eure Brust, so, als würdet ihr euer Herz und damit euch selbst umarmen.«

Ich lege meine Hände auf meine Brust.

Leonard Cohens »Hallelujah« startet.

»Seid mal einen Moment für euch da.«

Ich habe dieses Lied selbst sehr oft während des Aufenthalts mit meiner Ukulele gespielt. Es ist schön, diesmal der Zuhörer zu sein. Ich weiß immer noch nicht, was dieses Gefühl in mir ist, aber ich lasse mich von der Musik ablenken.

Als das Lied endet, dreht sich die Tanztherapeutin im Halbkreis und spricht zu uns allen.

»Umarmt euch weiter.

Gibt es vielleicht Dinge, die ihr euch schon immer mal sagen wolltet?

Vielleicht, dass ihr wertvoll seid?

Vielleicht, dass ihr hier mutig seid?

Dass ihr euch liebt?

Dass es okay ist, dass es euch schlecht geht?

Oder dass ihr euch verzeiht?«

Im nächsten Moment startet John Lennons »Imagine«.

Die letzten Sonnenstrahlen des Tages lassen den Saal wärmer und angenehmer wirken. Die Musik füllt nicht nur den großen Saal, sie dringt auch in mich hinein und ich lasse mich innerlich mitschwingen. Ich schließe die Augen.

Ich sehe mich selbst vor mir. Mich im Zustand von vor sechs Wochen. Aufgedunsenes Gesicht. Wirre Haare. Dunkle Augenringe. Gebückte Haltung. Müßiger Gang. Unsicherer Stand. Müde. Fertig. Mit einem flehenden und doch resignierten Blick.

Hilflos.

Am Ende.

Szenenwechsel. Meine Kindheit läuft in hundertfacher Geschwindigkeit vor meinen Augen ab. Der erste Flug nach Deutschland. Die Ankunft in Hanau. Die kahlen Wände, die einsame Matratze in meinem Zimmer. Der erste Schultag, die verschlossene Tür. Die verhängnisvolle Busfahrt. Das Gespräch mit der Sachbearbeiterin im Ausländeramt, der verzweifelte Blick meiner Eltern, der fragende Blick meiner kleinen Schwester. Die Schulzeit. Die erste Freundin. Beginn und Ende der Beziehungen, Studium und Referendariat, schöne und auch furchtbare Erinnerungen. Die Hochzeit. Die Geburt meiner Tochter und die neun harten Wochen auf der Frühchen-Intensivstation. Job und Stress. Die Mühlen des Alltags. Risse und Zusammenbruch in mir selbst. Das Ende meiner Ehe. Die orientierungslose, verzweifelte Phase. Die passive Suizidalität.

Dann die helfenden Hände. Mich aufraffen. Wieder hinfallen. Wieder aufstehen. Die wertvollen Gespräche mit Nina, Marietta und Astrid. Die weiteren Gespräche mit meiner Psychotherapeutin.

Letztlich – hier. Am Chiemsee.

Wieder sehe ich mich im Zustand von vor sechs Wochen vor mir.

Es war schwer.

Ja, es war sehr schwer.

Es spielt keine Rolle, ob andere Menschen all das mit Bravour geschafft hätten.

Für mich ist es schwer.

Es ist verständlich und »okay«, dass ich kaputtgegangen bin.

Es ist zwar nicht schön, aber ich muss mir das alles nicht vorwerfen.

Ich bin nicht schuld.

Ich muss mir keine Vorwürfe wegen meiner Vergangenheit machen.

Ich habe hier in den letzten sechs Wochen viel geschafft.

Ich habe immer das Beste im Rahmen meiner Möglichkeiten gegeben. Ob es aus anderer Sicht gut oder schlecht war, zählt nicht. Es geht nicht um eine objektive Bewertung.

Ich bin in Ordnung.

Es gibt keine Gründe, mich schlechtzumachen.

In der Vergangenheit sind schöne, aber auch teilweise sehr unschöne Dinge passiert.

Sie gehören zum Leben.

Sie gehören zu meinem Leben.

Ich habe alles gegeben.

Ich bin nicht schuld.

Ich bin in Ordnung.

Es war verdammt schwer.

Es ist okay, dass es schwer war.

Ich muss mich nicht mehr schämen.

Ich bin nicht schuld.

Bin nicht schuld.

Nicht schuld.

Es geht gar nicht um »Schuld«.

Es ist Zeit.

Ich darf mir selbst endlich verzeihen.

Verzeihen für all das, was mir nicht gut gelungen ist. Verzeihen dafür, dass ich mich selbst so gehasst habe. Ja, auch das.

Die Tränen fließen.

Ich spüre nur mich, fühle mich, als ob ich allein im Raum wäre. Was andere Menschen in diesem Moment tun, registriere ich nicht. Es ist nicht wichtig. Ich muss keine Rücksicht auf sie nehmen. Ich heule. Laut. Ich halte mein Herz weiter fest und heule.

Es ist der endgültige Durchbruch.

Das ist also der Grund, warum ich meinen Klinikaufenthalt verlängern musste.

Das letzte Puzzlestück musste noch gefunden werden. Hier ist es.

Mir selbst verzeihen.

Ich spüre Taschentücher an meinen Händen. Die Tanztherapeutin ist leise an mich herangetreten. Ich nehme die Taschentücher in die Hand und nicke kurz, während ich meinen Tränen weiter freien Lauf lasse. Sie streichelt mich kurz am Arm und ist wieder weg.

Das Lied ist vorbei.

Es ist wieder still.

Ich bin nicht mehr laut. Die Tränen kommen weiter. Ich schluchze weiter vor mich hin. Die Tanztherapeutin sagt etwas in die Runde. Ich verstehe kein Wort. Das macht nichts. So paradox es klingt: So schmerzhaft es ist, genieße ich diesen Moment so sehr. Ich habe aus dem Rucksack, den ich all die Jahre mit mir herumgetragen habe und während meines Klinikaufenthalts peu à peu geleert habe, gerade den letzten großen Stein ausgepackt. Ich weiß, dieser Rucksack wird sich wieder füllen und hoffentlich auch wieder leeren. Aber nach gefühlt mehr als zehn, wenn nicht gar zwanzig Jahren bin ich endlich wieder bei mir angekommen. Diese Reise voller Irrungen und Wirrungen ist hier und jetzt zu Ende. Es tut so gut, dieses Ende zu fühlen und zu spüren, wie ich diese andauernde Rastlosigkeit endlich loswerde, völlig gleich, ob dieses Gefühl anhalten wird und für wie lange.

Jetzt sehe ich mich im jetzigen Zustand vor mir.

Hallo, Byung Jin.

Oder wie man auf Koreanisch sagen würde: 안녕, 병진아. An-Njong, Byung-Jin-A.

Schön, dich endlich in dieser Verfassung zu sehen.

Komme an.

Lasse dir Zeit.

Hole Luft.

Beginnen wir ein neues Kapitel im Leben.

Nein, anders. Wir haben schon längst ein neues Kapitel begonnen, nur nehmen wir dieses auch wirklich wahr.

Dieser Weg, auf dem wir uns befinden, ist spannend und abwechslungsreich. Schauen wir mal, was wir im Laufe der nächsten Tage, Wochen, Monate und Jahre noch entdecken und erleben.

Es ist schön, dass dieser Weg endlich sichtbar ist.

Was war, war. Was kommt, kommt. Was zählt, ist das Jetzt. Das kannst du beeinflussen. Das kannst du selbst gestalten. Wir konzentrieren uns deshalb auf das Jetzt.

Wir blicken nicht mehr nach hinten.

Wir schauen nach vorn.

Die Zukunft ist und bleibt ungewiss. Sicher ist nur, dass nichts sicher ist.

Aber im Gegensatz zu vor sechs Wochen ist nun die Lust auf diese ungewisse Zukunft da.

Egal, was auch immer kommt:

Wir schaffen das!

Musik und Heilung

Ich sitze allein auf dem Steg. Zwei Tage sind inzwischen vergangen, nachdem ich zu mir selbst gefunden habe.

Mein ursprüngliches Therapielied war »Holes« von Passenger. Im Laufe der Zeit hat sich ein weiteres Lied herauskristallisiert: »Before you go« von Lewis Capaldi.

In »Before you go« verarbeitet Capaldi den Suizid seiner Tante. In diesem Lied geht es vor allem um die Hinterbliebenen und wie sie mit den Folgen leben. Um die Menschen, die sich fragen, was sie hätten tun können, um den Suizid zu verhindern.

Ich interpretiere dieses Lied für mich ein wenig anders. Teilweise richte ich die Botschaften an mein früheres Ich. Teilweise deute ich die Aussagen in eine andere Richtung.

Lange habe ich zugesehen, wie ich diesen Kampf führe, den ich allein nicht gewinnen konnte. Die Wunden, die entstanden sind, werden nie ganz heilen.

Sie müssen aber nicht ganz heilen.

Die Narben sind ein Teil von mir.

Ich schreie die Zeilen hinaus, in denen Capaldi sich fragt, ob er denn etwas hätte sagen können, das den Schmerz gestoppt hätte – es bricht einem das Herz zu sehen, wie der Verstand der Tante sie dazu bringen konnte, sich selbst so wertlos zu fühlen.

Vielleicht hätte es etwas gegeben, was ich mir damals hätte sagen können.

Ich wusste lange nicht, wie es um mich steht. Vielleicht hätte es etwas gegeben, um meine Schmerzen damals schon zu lindern.

Es tut weh, rückblickend und von außen diese meine Abwärts-spirale zu sehen.

Aber selbst die Schmerzen, die ich dabei fühle, gehören zu mir. Sie haben eine Daseinsberechtigung.

Before you go.

Bevor du gehst.

Bevor ich gehe.

Ich gehe nicht ins Jenseits.

Ich gehe den Weg des Lebens.

Bewusster.

Achtsamer.

Die Vergangenheit hält mich nicht mehr auf. Sie ist jedoch eine wertvolle Erinnerung daran, was passieren kann, wenn ich nicht auf mich achte. Wenn ich nicht in mich hineinhöre.

Ich singe das Lied zu Ende und atme im Anschluss mehrmals tief durch.

Die Wellen des Chiemsees begrüßen mich wieder. Der kühle Wind trägt meine gesungenen Worte hinaus, über die Inseln und noch weiter. Aus der Trance erwache ich durch das Applaudieren eines Mitpatienten, den ich gar nicht bemerkt habe. Ich drehe mich um. Der große, freundliche Baum schaut vom Innenhof aus zu mir rüber und winkt mit seinen Ästen.

Es ist Zeit, diesen Abschnitt zum Ende kommen zu lassen.

Jetzt bin ich auch bereit.

Ich freue mich nun wirklich auf die anstehende Abreise.

Der letzte Abend

Wieder einmal bin ich lange draußen und genieße die frische Luft. Es ist angenehm kühl, der Wind ist nicht zu stark. Heute ist der Ausblick auf den Sonnenuntergang besonders schön, der Himmel ist in flammendes Rot getaucht. Mir fällt ein, dass ich am Tag der Anreise ein Selfie gemacht habe, also suche ich die Stelle und wiederhole die Prozedur.

Die zwei Fotos zeigen deutlich, welche Fortschritte ich hier gemacht habe.

Es sind zwei verschiedene Menschen. Nicht miteinander vergleichbar.

Ich drücke die Zigarette aus und gehe wieder ins Gebäude zurück. Einige Leute schieben Tische und Stühle in der Lobby zusammen. Es scheint eine große Runde zu werden.

»Wird gefeiert? Wer geht?«, frage ich.

In der Klinik ist es eine Tradition, dass die Patienten am Abend vor der Abreise ihren Abschied feiern. Auch ich habe an einigen Feiern teilgenommen und dort viele wunderbare Menschen verabschiedet. Erstaunlich, wie man völlig fremde Menschen binnen kürzester Zeit ins Herz schließen kann. Es liegt sicher auch an der besonderen Situation.

Mir persönlich ist jeder Abschied nahegegangen. Aus diesem Grund habe ich beschlossen, für mich selbst keine Feier zu machen. Ich würde einfach ohne großes Tamtam verschwinden. Stattdessen wollte ich die letzte Woche besonders nutzen, um viele Gespräche mit den Mitpatienten einzeln zu führen. Dazu habe ich genügend Zeit gehabt, denn ich war ja bereits durch mit meinem Programm. Diese verlängerte Woche ist tatsächlich wie Urlaub für mich gewesen. Abgesehen von den schönen Gesprächen habe ich oft und lange geschlafen, viel Zeit im Freien verbracht und meine Seele baumeln lassen. Sogar zurück in die Arbeitswelt habe ich mich schon gemacht, mein erstes Team-Meeting via Videokonferenz habe ich bereits hinter mir. Ich bin bereit – glücklicherweise.

Heute Abend noch einmal mit ein paar Leuten quatschen und dann früh ins Bett. Morgen steht die lange Autofahrt an.

»Es ist deine Abschiedsparty«, sagt die Mitpatientin zu mir.

»Was? Ich habe doch gesagt, ich feiere nicht!«, antworte ich überrascht.

»Das kommt nicht in die Tüte!«, erwidert sie. »Ich habe allen Bescheid gesagt. Ohne anständigen Abschied gehst du nicht.«

»Ihr sucht ja alle Möbel der Lobby zusammen. So viel war doch sonst nie los bei Abschiedsfeiern. Was hast du getan?!«

»Du wirst es sehen. Jetzt bleibst du da. Hier, setz dich hin!« Sie zieht mich zum Sessel.

Ich sinke in den Sessel, sprachlos.

Die Lobby füllt sich langsam.

Von einer Mitpatientin bekomme ich einen handbemalten Stein mit der Aufschrift »Schön, dass es dich gibt«. Mit ihr habe ich einmal lange gesprochen, wir haben beide einen Migrationshintergrund, daher berühren uns die gleichen Themen, insbesondere die unterschiedliche Mentalität und Kulturkreise. Sie fühlte sich endlich verstanden, als ich von mir erzählte und sagte, dass ich ihre Gedanken und Gefühle aus eigener Erfahrung zumindest nachvollziehen könne.

Von anderen bekomme ich Postkarten mit Süßigkeiten. Alle bedanken sich in ihren Texten für die gemeinsame Zeit und dass ich ihnen zugehört, gute Impulse gegeben habe. Ich solle so bleiben, wie ich bin. Alle wünschen mir Glück.

Eine Mitpatientin hat sogar eine Tafel Schokolade mit der Aufschrift »Knusper-Held« gekauft und die Schrift so überschrieben, dass »Mein Super-Held« zu lesen ist. Mit ihr habe ich über das Thema Beziehungen gesprochen. Ihr gegenüber habe ich erwähnt, dass ich wie bei vielen anderen auch oft Schwierigkeiten habe, meine Gefühle im direkten Gespräch auszudrücken, und deshalb gerne mal einen Brief oder eine Postkarte schreibe. Sie hat es daraufhin auch ausprobiert und war sehr glücklich nicht nur mit der Reaktion ihres Partners, sondern auch damit, wie sie sich dabei gefühlt hat.

Ich habe mich für das Leben und die Geschichten meiner Mitmenschen interessiert. Das ist alles. Mit anderen zu sprechen, fällt mir leicht, ob in Gruppen oder einzeln. Oft habe ich einfach nur von mir erzählt und ein bisschen zugehört. Mehr habe ich nicht getan.

Für die anderen war es offenbar viel mehr als das, wie ich jetzt realisiere.

Was uns sicherlich auch verbindet, ist die Musik. Wir alle haben unsere Musikabende sehr genossen. Sie waren eine willkommene Abwechslung, nein gar Flucht aus dem Klinikalltag. Wir konnten gemeinsam abschalten und den Abend genießen, ohne uns über die Therapie oder Reha Gedanken machen zu müssen.

Welch wertvolle Zeit.

Welch schöne Erinnerungen.

»Ich verstehe bis heute nicht, was du eigentlich hier machst, warum du hier bist, Mensch«, sagt eine andere Mitpatientin, als sie mich in den Arm nimmt. »Weißt du, du warst ja von Anfang an so auffällig. In den ersten zwei Wochen warst du überall, bist hin und her geflitzt. Dann hast du an dem einen Tag deine Ukulele ausgepackt. Du warst immer fröhlich und nett. Du hast dich um andere gekümmert. Was machst du hier eigentlich?«

Ich muss meine Tränen zurückhalten.

Sekt und Bier – selbstverständlich alles alkoholfrei – fließen. Wir reden und singen zusammen und ich gebe mein letztes Mini-Konzert. Viele Zigaretten werden geraucht. Heute Abend fühlt es sich an wie eine große WG.

Nein, es war die ganze Zeit eine große WG.

Als ich hier ankam, wurde ich oft gefragt, was ich von der Therapie und von der Einrichtung erwarten würde. Allen antwortete ich, dass ich ein weißes Blatt und gespannt sei, was darauf geschrieben werden wird.

Aus einem Blatt ist ein ganzes Buch geworden.

Ich schaue in die Runde, in die Gesichter und erkenne, dass jeder Mensch seine eigene, ganz individuelle Geschichte hat. Jeder Mensch hat seine eigene Art und Weise, wie er mit ihr umgeht. Manchen geht es viel besser, manchen viel schlechter. Manche haben finanzielle Sorgen, andere Angst um ihre Beziehung und Familie. Manche kämpfen mit ihren Dämonen, andere sehnen sich nach Ruhe für die geschundene Seele. In dieser psychosomatischen Klinik, von der man »da draußen« so gar keine Vorstellung hat, sind alle Menschen gleich. Jeder weiß: Alle sind hier, weil es Gründe dafür gibt. Niemand muss sich schämen zu sagen, was sein Thema ist. Alles wird akzeptiert. Man kann offen miteinander reden, ohne dass es gewertet wird. Wir haben zusammen gelacht, wir haben zusammen geweint. Wir werden uns lange daran erinnern. Hier lebt die Menschlichkeit.

Die Anstalt ist nicht hier drin.

Die Anstalt ist da draußen.

Da draußen muss es möglich sein, dass alle über solche Themen offen und ohne Vorbehalte sprechen können. Leider aber müssen sich Menschen mit psychischen Erkrankungen nach wie vor verstecken. Es ist zum Beispiel das Normalste der Welt, dass jemand Krebs hat. Hat jemand eine Depression, sieht es mit der gesellschaftlichen Akzeptanz ganz anders aus. Wieso muss man sich für eine Krankheit schämen, sich verstecken? Warum wird man als unvollständiger Mensch abgestempelt? Ja, ich konnte vor meiner eigenen Erkrankung mit dem Thema psychische Erkrankung nichts anfangen, schon gar nicht mir darunter etwas Greifbares vorstellen. Trotzdem kam es für mich nicht infrage, deshalb Menschen auszuschließen oder gar zu diskriminieren. Oder auch die »gut gemeinten« Ratschläge: Geh mal raus in die Sonne, mach mal mehr Sport, triff dich mal mit Freunden, lächle mal mehr. Ich sage zu einem Menschen, der sich ein Bein gebrochen hat, auch nicht, er solle doch einfach mehr Muskeln aufbauen, dann würde es schon klappen mit dem Laufen. Ich verstehe es einfach nicht.

Muss ich Angst haben, als Rechtsanwalt nicht mehr ernst genommen oder gar gemieden zu werden, nur weil ich unter einer Depression leide?

Bin ich nun für immer »verbrannt«?

Muss ich mich komplett verstecken und da draußen eine ganz andere Rolle vorspielen?

In der Klinik habe ich eine so schöne Erfahrung gemacht. Meinen Eltern war es immer wichtig, dass ich jeden Menschen höflich und respektvoll behandle, unabhängig von Aussehen, Berufsstand, aktueller persönlicher Situation. So habe ich die anderen Patienten behandelt, und ich wurde von ihnen so behandelt. Meine Eltern haben dazu beigetragen, dass ich mit einem ehrlichen Interesse an jede Person herantreten und dies auch vermitteln kann. Dafür bin ich ihnen dankbar. Nicht nur die anderen haben davon profitiert. Ich selbst habe mindestens genauso viel aus den vielen, schönen, intensiven Gesprächen mit ihnen mitgenommen. In der Therapie hat es auch keine Rolle gespielt, dass ich gebürtiger Koreaner bin. Es hat keine Rolle gespielt, dass ich Rechtsanwalt bin. Ich war und bin hier der Byung. Ein Typ mit einer eigenen Geschichte. All diese Menschen haben mitgeholfen, dass ich zu mir selbst finden konnte. Ich werde diese Klinik morgen nicht nur mit guter Laune und Vorfreude sowie Stolz verlassen, sondern vor allem auch in Dankbarkeit.

Es ist spät geworden. Alle sind inzwischen müde. Es ist Zeit für ein letztes Lied. Ich stimme die Ukulele nach. Wir werden alle ein letztes Mal zusammen singen.

Welches Lied auf dieser Welt könnte nun zum Abschluss passender sein als der Klassiker von John Denvers »Leaving on a jet plane«?

Meine Taschen sind gepackt.

Ich bin bereit loszugehen.

Abschlussgespräche und Rückfahrt

Erste Station: meine Psychologin beziehungsweise deren Vertretung.

Da wir uns bereits letzte Woche intensiv voneinander verabschiedet haben, ist das richtige Abschlussgespräch kurz. Ich habe zu Beginn des Aufenthalts einen Fragebogen zu meinem Empfinden über den physischen und psychischen Zustand ausgefüllt und diesen zum Abschluss erneut ausgefüllt. Dass die Ergebnisse erheblich stark unterschiedlich ausfallen würden, war mir klar. Es ist auch nicht wichtig.

Zweite Station: Oberarzt.

Mit ihm spreche ich über Musik. Die Therapie ist schon länger nicht mehr Thema gewesen. Ein netter Plausch. Ich muss lachen, als er mir sagt, dass ich nicht mehr so hektisch rede wie bei unserem ersten Treffen, und er endlich mitkomme. Wir verabschieden uns und ich drücke ihm einen Brief in die Hand, den ich an meine Psychologin geschrieben habe. Er ist von meiner Geste beeindruckt und bedankt sich an ihrer Stelle.

Dritte Station: Stationsarzt.

Auch er ist mit meinen Ergebnissen zufrieden. Nach drei Minuten verabschiedet er mich mit »Bleiben Sie gesund!«, worauf ich antworte: »Na, nicht zu gesund. Ich will schließlich irgendwann wiederkommen.« Wir lachen und verabschieden uns.

Mit dem vorläufigen Arztbrief in der Hand laufe ich noch ein letztes Mal durch das Klinikgebäude. Ich hinterlasse einen weiteren, an den Musiktherapeuten adressierten Brief in seinem Zimmer und verabschiede mich bei den Sporttherapeuten. Sie haben bereits vergangene Woche meinen Brief erhalten und ihn anschließend in der Teamrunde vorgelesen.

Auch die Tanztherapeutin, meine Co-Therapeutin und das gesamte Co-Therapeutenteam, sogar die freundliche junge Mitarbeiterin an der Rezeption, die mich am ersten Tag empfangen hat, haben jeweils einen Brief von mir erhalten. Es ist mir wichtig, ihre fachlich kompetente und dabei von ihrer immensen Empathie getragene Arbeit angemessen zu würdigen. Für mich geht das am besten mit einem handgeschriebenen Brief.

Ich laufe ein letztes Mal durch den Innenhof. Ich verabschiede mich vom großen, freundlichen Baum. Er wird hierbleiben und noch vielen Menschen Sicherheit vermitteln und sie still begleiten. Ich bleibe am Steg stehen und atme einige Male tief ein. Eine letzte Achtsamkeitsübung. Genau hier. Auch vom Chiemsee verabschiede ich mich.

Genau so bleiben.

Wie der Chiemsee.

Mit all seinen Facetten.

Ich bin gut so, wie ich bin.

Nach einer Viertelstunde drehe ich mich um und laufe zurück ins Gebäude.

Laut Therapieplan bin ich bereits zum Mittagessen nicht mehr eingeteilt. Ich habe den Servicemitarbeiter bereits tags zuvor mit einem kalten, alkoholfreien Bier und einer Zigarette bestochen, damit ich doch mitessen kann. Wenn Schnitzel auf dem Speiseplan steht, fahre ich sicherlich nicht ohne Mittagessen weg!

Nach dem Essen verabschiede ich mich von allen Menschen. Umarme noch einige, bevor ich den Speisesaal verlasse. Die Schritte sind leicht. Die sieben Wochen waren genau richtig. Ich möchte keinen Tag weniger, aber auch keinen Tag mehr hier verbringen. Durch die Lobby trete ich hinaus.

Das Wetter ist genauso schön wie bei meiner Ankunft.

Der Kreis schließt sich.

Ich gehe gemeinsam mit einem Mitpatienten, der aus meiner Nähe kommt, zum Auto. Seine Vorfahren stammen aus der Türkei, aber er ist Hesse durch und durch. In der Klinik haben wir die Quoten-Hessenfraktion gebildet. Ein Türke und ein Koreaner. Ich habe spontan angeboten, ihn bis zu mir mitzunehmen, was er letztlich dankend annahm.

Die Rückfahrt ist gelöst und lustig. Wir reden über Gott und die Welt. Auch Integration ist ein Thema. Erlebnisse, gute und weniger schöne, werden ausgetauscht. Es ist doch eigentlich »merkwürdig« und doch »normal«, dass sich hier zwei Menschen unterhalten, deren Wurzeln in unterschiedlichen Ecken dieser Welt liegen und die sich voller Überzeugung als Hessen identifizieren, die deutsche Sprache beherrschen – zugegeben, sein Hessisch ist deutlich besser als mein Dialekt, der eher eine Mischung aus Hessisch, Mannheimerisch, Schwäbisch und Hohenlohisch geworden ist. Es macht aber nichts, wir verstehen uns.

Die fünfstündige Rückfahrt vergeht schnell. Ehe ich es realisiere, stehe ich vor der Haustür.

Es tut gut, dass ich hierher zurückkehre und meine Eltern um mich haben werde. Ich habe mir in den Tagen zuvor einige Gedanken darüber gemacht, wie es nach der Rückkehr wohl sein würde. Wie würde das Leben außerhalb dieser Glocke sein? Wird sich die Welt verändert haben? Werde ich mich mehr verändert haben? Wie wird es dann weitergehen? Wie werde ich im neuen Job starten?

Wird die Dunkelheit früher zurückkommen, als mir lieb ist? Werde ich rasch den ersten Rückfall erleben? Werde ich unsanft auf dem harten Boden der Realität landen?

Glücklicherweise sind diese Fragen nicht präsent, als ich schließlich ins Haus gehe. Das Abendessen steht bereit, die ganze Familie sitzt zusammen. Meine Eltern scheinen zu wissen, dass ich doch erschöpft bin, und wir sprechen zwar viel, aber nicht über die Therapie.

Als ich schließlich gegen elf Uhr abends ins Bett falle, schlafe ich schnell ein.

TEIL 5:

ZURÜCK IN DEN ALLTAG

Der neue Alltag

7:45 Uhr. Die Kaffeemaschine läuft leise im Hintergrund. Ich sitze an dem kleinen Schreibtisch in meinem Zimmer.

Ich bin nervös. Der Wiedereinstieg ins Arbeitsleben steht an, direkt nach der Rückkehr aus der Klinik, und das auch noch beim neuen Arbeitgeber. Glücklicherweise beginne ich meinen neuen Job im Homeoffice: Mein neuer Arbeitgeber ist für das mobile Arbeiten gerüstet und hatte mir die Möglichkeit von sich aus angeboten, da ich ihn über meinen Klinikaufenthalt in Kenntnis gesetzt hatte. Noch in der Klinik, hatte ich oft gehört, dass man mindestens eine Woche bräuchte, um wieder richtig starten zu können. Gegen Ende des Klinikaufenthalts war ich im Grunde derselben Meinung. Ich muss mir eingestehen, dass ich ein wenig Angst habe. Angst davor, dass mir der Wiedereinstieg nicht gelingt, dass die Dunkelheit mich schnell wieder heimsucht, dass es ohne den Schutz dieser »Käseglocke«, die die Klinik über mich gestülpt hat, deutlich schwerer wird als erhofft. Die Erinnerung an die Zeit vor der Akuttherapie ist noch zu sehr präsent. Tausend Gedanken erdrücken mich.

Ich nehme den Geruch des frischen, heißen Kaffees wahr und schließe kurz meine Augen. Die Kaffeetropfen plätschern in die Kanne, langsam, aber stetig, wie die Sekunden, die vergehen. Unaufhaltsam und doch beruhigend – als wollten sie mir sagen: »Eine Sekunde, einen Tropfen, einen Schritt nach dem anderen.«

Ich schenke ein und setze mich wieder an den Schreibtisch. Halte meine Tasse an meinen Mund und inhaliere nochmals den Duft. Lasse meinen Geruchssinn zunächst eine Weile arbeiten, bevor ich einen kleinen Schluck trinke.

Der Kaffee tut unheimlich gut.

7:50 Uhr. Ich bin im System eingeloggt. Öffne das erste heute zu bearbeitende Dokument. Die sieben Wochen in der Klinik kommen mir vor wie sieben Monate, mein letzter richtiger Arbeitstag liegt in ferner Vergangenheit. Die Angst ist immer noch da und fuchtelt wild mit den Armen. Sie will meine Aufmerksamkeit und einen großen Platz an meinem Tisch.

Ich versuche nicht, die Angst zu ignorieren, denke aber darüber nach, wie es denn früher war. Als ich mich noch zu hundert Prozent arbeitsfähig fühlte, voller Kraft …

Jetzt frage ich mich, ob ich das jemals war.

Nach dem Zweiten Staatsexamen hatte ich eine kleine Weile gebraucht, bis ich meine erste Stelle ergattern konnte. Ich war zwar glücklich, als ich zu arbeiten begann, allerdings fühlte ich mich auch sehr klein. Ein blutiger Anfänger, keine Berufserfahrung, und obendrein wohl damals schon innerlich recht instabil. Obwohl mir die Juristerei gefällt, war die Arbeit nie sonderlich erfüllend für mich. Vielmehr verband ich Arbeit seit jeher mit Druck, Stress und Angst. Angst vor dem Versagen, Angst vor dem Verlust des Arbeitsplatzes, weil ich Fehler mache – ja, ich erwartete von mir, dass ich Fehler mache. Nach außen gelang es mir, insbesondere Mandanten gegenüber, einen souveränen Eindruck zu vermitteln, und meine Arbeit war auch all die Jahre tatsächlich passabel. Einige Zeit verantwortete ich die Rechtsabteilung einer Steuerkanzlei, konnte dabei ein vertrauensvolles Verhältnis zu den Mandanten aufbauen und das eine oder andere Projekt erfolgreich begleiten. Innerlich aber rang ich ständig mit mir.

Was ich damals nicht realisierte: dass dieses Mit-sich-Ringen, so wie ich es tat, nicht selbstverständlich war. Es war zu viel. Ich hatte das nie so gesehen. Mein Blickfeld war eingeschränkt, ich hatte praktisch Scheuklappen auf. Ich war im Grunde so dermaßen mit mir selbst, dem fehlenden Selbstbewusstsein und Selbstwertgefühl beschäftigt, dass ich weder die positiven Dinge wie eben erfolgreiche Mandate oder überhaupt die wichtigen Aspekte meines Berufslebens sehen konnte.

Mir macht doch mein Beruf Spaß.

Oder?

Habe ich diesen Beruf gewählt, weil ich gerne Menschen helfe und mich von meinen Problemen ablenken kann?

Warum kann ich im Beruf organisiert sein und bin privat so chaotisch?

Habe ich mir all die Jahre nur etwas vorgemacht?

Hätte ich etwas anderes werden können als Rechtsanwalt?

Hätte ich es auch gewollt?

Habe ich Rechtswissenschaften studiert, weil meine Eltern es sich gewünscht haben, oder wollte ich selbst das auch wirklich?

Habe ich mir jemals zuvor richtig Gedanken um mich und mein Leben gemacht?

7:55 Uhr. Panik.

Ich schließe wieder meine Augen und versuche, nur den Kaffeeduft wahrzunehmen. Trinke einen kleinen Schluck. Atme tief durch.

Achtsamkeit.

Es geht um das Jetzt, nicht um die Vergangenheit. Ich kann sie nicht ändern.

Ich muss sie nicht ändern.

Ich bin der, der ich geworden bin.

Es ist okay, wie ich bin.

Durchatmen.

7:57 Uhr. Atmen. Ich spüre die Sitzunterlage. Ich stelle die Kaffeetasse wieder hin und lasse meine Arme locker hängen. Ich schließe noch einmal kurz meine Augen.

Ich sehe die Parkbank wieder. Und meine Liebsten.

Ich öffne meine Augen wieder.

7:59 Uhr.

Ruhe.

Ich bin bereit.

Das Gute ist, dass ich im Homeoffice arbeite. So habe ich wenigstens eine Umgebung, in der ich mich nicht verstecken muss. Ich atme durch und schenke mir noch mal Kaffee ein.

Legen wir los.

Conference Call, ein paar E-Mails, die erste Akte. Ich lasse mir Zeit. Mache jede Stunde eine kurze Pause, gehe ein paar Schritte im Haus herum oder kurz in den Garten. Mittags plane ich zehn Minuten für die Sitzmeditation ein und erinnere mich erneut an die Achtsamkeitsgruppe. Die Übung fällt mir nicht schwer. Der Kopf fühlt sich leicht an. Den ganzen Tag über versuche ich, in mich hineinzuhören, Signale zu erkennen.

Ich nehme keine weiteren negativen Signale wahr.

Der Arbeitstag ist so schnell vorbei, dass mich das Gefühl beschleicht, ich hätte zu wenig geschafft. Die Angst vor dem erneuten Versagen ist leider immer noch da. Der Selbstzweifel kriecht langsam aus der Ecke hervor und winkt mir zu.

Ich bitte den Selbstzweifel in meinem Kopf an den Tisch. Lasse ihn Platz nehmen. Neben dem Selbstzweifel sitzt der Mut. Daneben wiederum der Stolz. Ich betrachte alle Gefühle in mir, versuche, aus der Distanz mit der nötigen Ruhe an sie heranzugehen.

Der Arbeitstag ist gut gelaufen, sage ich zu mir.

Es ist okay, dass der Selbstzweifel da ist.

Alles, was nun kommt, ist ungewiss. Aber ich werde herausfinden, wie gut ich mich zurechtfinde. Wenn es Rückfälle gibt, ist es nicht schlimm. Alles gehört dazu, zu diesem – zu meinem – Leben. Ich habe es bis hierhin geschafft. Es geht immer irgendwie weiter.

Ich entscheide mich spontan, einen kleinen Spaziergang zu unternehmen.

Ich verlasse das Haus und laufe gemütlich durch meinen Heimatort. Ich erinnere mich daran, wie ich mich Ende des vergangenen Jahres hier fürchterlich verlaufen habe. Der Ort ist nicht groß, aber nach fünfzehn Jahren Abwesenheit in Kombination mit meinem kaum vorhandenen Orientierungssinn war das ein Kinderspiel. Es gibt ein Naturschutzzentrum mitten im Ort, an welchem ich im Laufe des Dezemberabends damals zweimal vorbeigegangen bin, ohne zu realisieren, dass ich im Kreis ging.

Ich erinnere mich an diesen denkwürdigen Spaziergang, lache und lasse mich dabei treiben. Ich entdecke neue Ecken und wundere mich, ob es hier schon immer so war. An jeder Gabelung entscheide ich mich schnell, ohne groß nachzudenken, in welche Richtung ich weitergehe. Wenn alle Stricke reißen, kann ich schließlich auf dem Handy nachschauen, wo ich mich befinde. Das brauche ich aber nicht. Es ist gerade Sinn der Sache, dass ich mich auf meine Umgebung konzentriere und damit nicht auf ferne Gedanken komme.

Das Wichtige ist, dass ich so meinen Kopf freibekomme.

Und es funktioniert.

Stellenweise führe ich die Gehmeditation durch. Schritt für Schritt, die Atmung ruhig und angepasst, spüre ich den Boden unter meinen Füßen und bin ganz im Hier und Jetzt.

Nach einer Stunde bin ich wieder zurück. Ich bin zuversichtlich.

Es wird funktionieren.

Ich habe gute Voraussetzungen dafür, dass alles fortan funktioniert.

Die letzten sieben Wochen waren intensiv, stellenweise hart. Ich habe sie aber nicht nur gut genutzt, ich habe diese Zeit und auch die schwere Zeit davor überstanden.

Ich habe mir das selbst erarbeitet.

Die Kindheit aufarbeiten

Meine Eltern lassen mich weitestgehend in Ruhe. Sie können ihre Sorgen nicht vollends verstecken, das bleibt mir nicht verborgen. Sie versuchen zu verstehen und mir dabei Raum zu geben. Wir haben viel Redebedarf, aber das muss sich langsam entwickeln, sonst kann ich nicht mehr atmen.

»Du darfst nicht wieder ins alte Muster fallen«, sagt Mutter während eines Mittagessens.

»Phasenweise wird es sich nicht vermeiden lassen. Aber ich bin inzwischen zuversichtlich, dass ich immer wieder herauskomme, wenn ich ins Loch falle«, beruhige ich sie.

»Du schaffst das schon. Du wirst nicht wieder krank.«

»Mama, die Depression ist da und bleibt. Ich bin nicht wieder gesund. Ich werde nie wieder ›ganz gesund‹ sein. Ich kann nur erreichen, dass ich besser damit klarkomme.«

Mutter verstummt.

Sie hat Angst. Angst davor, dass es mir wieder schlecht geht. Angst, weil sie diese Krankheit nicht kennt. Angst, weil sie von Fällen gelesen hat, in denen psychisch Kranke eines Tages keinen anderen Ausweg mehr wussten als Suizid. Angst, weil ihr klar geworden ist, wie schlimm es um mich in der Vergangenheit bestellt war.

Mama.

»Keine Sorge. Ich schaffe das. Ihr helft mir sehr. Es tut so gut, bei euch sein zu können. Wäre ich irgendwo allein, wäre alles viel schwerer.«

Ich sehe, wie sie sich endlich etwas entspannt, und lächle sie an.

Es ist die Wahrheit. Dass ich wieder ins Elternhaus ziehen konnte und im neuen Job überwiegend Homeoffice machen kann, ist ein großes Glück für mich. Mutter lässt es sich nicht nehmen, zu kochen und die Wäsche zu machen. Das wohlbekannte »Hotel

Mama« ist jetzt Gold wert. Ich kann mich auf die Arbeit konzentrieren und die Freizeit ausschließlich für mich nutzen. Ich beginne, nach dem Arbeitstag entweder lange Spaziergänge zu machen oder Rad zu fahren. Der immer wieder in meinem Kopf auftauchende Gedanke, dass es doch eine Schande sei, mit Mitte dreißig wieder der »Sohn« zu Hause zu sein, muss der Vernunft weichen. Es ist jetzt nicht wichtig, ob ich zu Hause wohne oder allein. Es ist wichtig, dass ich die sich hieraus ergebenden Vorteile für mich nutze und mich an diesem geschützten Ort weiter psychisch erhole. Hierzu habe ich nicht nur von meinen Eltern, sondern auch von meiner Partnerin die uneingeschränkte Unterstützung.

Ich komme Schritt für Schritt vorwärts. Ich kann mich meinen Eltern gegenüber immer mehr öffnen und von mir erzählen. Sie verstehen von Tag zu Tag immer mehr. Die Kommunikation ist allerdings – glücklicherweise – keine Einbahnstraße.

»Weißt du noch, als wir in Hanau lebten?«, sagt Mutter eines Tages beim Abendessen. Es ist im Gespräch gerade um Begegnungen mit Menschen, die Ressentiments gegen Ausländer haben, gegangen. Mutter fährt fort: »In dem Wohnblock wohnte ja eine Frau, die uns nicht mochte.«

»Ich erinnere mich nicht daran. Wir konnten doch gut mit den Nachbarn soweit?«, frage ich, auf der Suche nach alten Erinnerungen.

»Jedes Mal, wenn ihr Klavier geübt habt, hat jemand uns angerufen, aber nichts gesagt. Immer und immer wieder. Später haben wir zufällig herausgefunden, dass es diese Frau war. Sie hat sich bei den Nachbarn beschwert und auch gesagt, dass sie jedes Mal angerufen habe.«

»Bitte was?« Das hatte ich tatsächlich vergessen.

»Ich habe später das Telefon ausgesteckt, wenn ihr geübt habt. Sie konnte zudem wohl unser Essen nicht riechen. Sie hat von uns verlangt, dass wir nicht den Abzug in der Küche nutzen, sondern unsere Balkontür am anderen Ende unserer Wohnung öffnen. So würde der Geruch nicht in ihre Küche gelangen.«

»Ich weiß all das wirklich nicht. Oder nicht mehr.«

»Sie hat bei jedem Aufeinandertreffen im scharfen Ton etwas zu uns gesagt. Aber wir haben ja nichts verstanden«, scherzt Mutter.

Wir müssen alle lachen.

»Vater hat dann irgendwas auf Koreanisch zurückgesagt. Jedenfalls sieht man an der Art, ob jemand was Freundliches oder Böses sagt.«

»War diese Frau also der Grund, dass wir umgezogen sind?«, möchte ich wissen.

»Das hätten wir schon ausgehalten. Sie hat euch Kindern nichts getan. Ich habe allerdings nie verstanden, warum sie in einem Wohnblock gewohnt hat, in dem fünfzig Prozent der Leute ausländische Wurzeln hatten. Da wurde alles Mögliche gekocht, es waren nicht nur wir.«

»Trotzdem. Das war für euch doch eine erhebliche Stresssituation.«

»Sie hat sogar versucht, Unterschriften zu sammeln, um uns rauszubekommen. Nur weil ihr Klavier gespielt habt und es ihr zu laut war. Den anderen Nachbarn war das egal. Diese Frau hat immer weiter gegen uns gegiftet. Und gegen die schwarze Familie ganz oben.«

»Ausländerfeindlich also.«

»Das war offensichtlich.«

»Wie ging es Papa und dir damit? Und überhaupt, wie war es all die Jahre für euch in Deutschland?«

»Wir haben nach dir und deiner Schwester geschaut. Ihr habt alles sehr gut gemacht und seid hier in Deutschland zu Hause. Außerdem können wir uns inzwischen auch vorstellen, hier alt zu werden. Wir werden sehen, was die Zeit bringt.«

Mir fehlen die Worte.

»Weißt du, wenn man eben nicht versteht, was gesagt wird, dann ...«, wirft Vater ein.

Alle lachen.

Ich lache mit.

Und ich weine innerlich.

»Du hast nie groß etwas erzählt. Hast du draußen viel Ausländerfeindlichkeit erlebt?«, fragt mich nun Mutter.

»Das Übliche, würde ich sagen. Ich bin aber früher meist in einer Gruppe unterwegs gewesen. Das half.«

Mutter nickt stumm. Ich setze fort: »Außerdem, wir Asiaten werden ja, wenn überhaupt, eher nicht ernst genommen. Ich musste jetzt nicht unbedingt Angst haben, manches hat mich dann verärgert und verletzt, ja, aber vor Gewalt musste ich mich nie fürchten.«

Meine Eltern sagen nichts und scheinen nachzudenken.

»Insgesamt haben wir schon Glück, oder?«

»Ja. Wir haben jetzt hier auf dem Land gute Nachbarn, zum Beispiel.«

»Und wir Kinder hatten gute Lehrkräfte und Mitschüler. Wir hatten es insgesamt gut.«

»Sonst hättet ihr, also besonders du, nicht hierbleiben wollen.«

»Das stimmt. Deutschland ist meine Heimat, ja. Ich fühle mich inzwischen in Korea eher fremd. Auf der anderen Seite falle ich in Korea nicht auf. Das ist auch schön.«

»Wir wissen nicht, ob wir hierbleiben oder nach Korea zurückgehen«, sagt Vater in Bezug auf Mutter und sich selbst.

Meine Eltern waren vierzig, als wir nach Deutschland kamen. Sie beherrschen die Sprache gut genug, um im Alltag zurechtzukommen, können aber die Unterstützung durch ihre Kinder dennoch gut gebrauchen. Vater hat sein gesamtes Berufsleben in einem koreanischen Unternehmen verbracht, Mutter war überwiegend zu Hause, arbeitete später kurzzeitig als Aushilfe in einem Blumenladen, betrieben von einer Koreanerin. Sie hatten keine richtige Chance, die deutsche Sprache durch den Alltag von Grund auf zu erlernen, außerdem ist es mit dem zunehmenden Alter ohnehin schwerer, sich eine fremde Sprache anzueignen. Sie haben alles, was in ihrer Macht stand, getan. Sie haben sich so gut es geht hier angepasst. Vielleicht ist Korea auch für sie inzwischen ein wenig fremd geworden. In Wahrheit sind es vielleicht gerade meine Eltern, die wirklich zwischen zwei Kulturen gefangen sind und nicht wissen, ob und wenn ja, wofür sie sich entscheiden sollen.

Ich wünschte mir, es gäbe die Möglichkeit, dass sie hin und her pendeln können. Würden sie nach Korea zurückgehen, könnte ich sie mit Glück nur einmal im Jahr sehen. Ich sehe, dass sie älter werden. Ich möchte gerne in ihrer Nähe sein und wenigstens einen Bruchteil von dem, was sie mir gegeben haben, »zurückzahlen«.

Als ich meinem Vater davon erzähle, widerspricht er mir: »Du schuldest uns nichts. Weißt du, Opa konnte nur die Grundschule besuchen, hat dann die Schneiderlehre gemacht und es irgendwie geschafft, dass ich auf eine Uni konnte. Ich habe es dafür geschafft, dass wir hierhergekommen sind und du einen guten Beruf ergreifen konntest. Wenn du sagst, du möchtest uns etwas zurückgeben: Du gibst nicht zurück, sondern weiter. Deine Aufgabe ist es, deine Tochter so zu erziehen und zu unterstützen, damit sie später ein gutes, selbstständiges Leben führen kann. Es geht von Generation zu Generation weiter. Die Zukunft gehört deiner Tochter. Es sind bereits mehr als fünfzehn Jahre vergangen, seit Opa gestorben ist. Bald bin ich dran, und ehe du dichs versiehst, bist du an der Reihe. Die Zeit rennt, das Leben ist viel zu kurz. Kümmere dich um dich und um deine Tochter. Damit machst du deiner Mutter und mir die größte Freude. Alles andere kriegen wir schon hin.«

Ich werde es versuchen, Vater, verspreche ich ihm innerlich.

Ein getrennt-erziehender Vater

Es ist Papa-Wochenende, das erste seit dem Klinikaufenthalt. Ich nehme den Freitag frei, damit ich meine Tochter mittags abholen kann. Sie strahlt, als ich ankomme, und rennt auf mich zu. Ich gehe auf die Knie und nehme sie fest in den Arm.

»Aua, Papa! Du drückst zu arg!«, protestiert sie kichernd.

»Es tut mir leid, Schätzchen. Ich freue mich so sehr.«

Ich sehe sie jedes zweite Wochenende und habe sie die Hälfte der Ferienzeit bei mir. Die Kommunikation mit der Mutter funktioniert, wofür ich sehr dankbar bin. Wir mussten all das erst verarbeiten, diverse Punkte klären, was nun einmal dazugehört bei einer Trennung. Was unsere Tochter betrifft, ziehen wir an einem Strang.

»Wie war es im Kindergarten?«

»Gut!«

»Was habt ihr denn so gemacht?«

»Wir haben gespielt.«

»Und sonst?«

»Gemalt!«

»Noch was?«

»Äh, weiß ich nicht.«

Dieses Kind. Sie kann reden wie ein Wasserfall, aber oftmals ist sie wortkarg. Bald ist sie im Auto eingeschlafen, sodass ich mich während der Fahrt mit meinen Gedanken auseinandersetzen kann.

Ich wüsste so gerne, was genau in ihr vorgeht. Seit unserer Trennung habe ich das Gefühl, dass sie vieles mit sich selbst ausmacht. Oder anders ausgedrückt: Sie versucht, auf ihre eigene Art und Weise mit der Situation klarzukommen, wobei ich das Gefühl habe, dass sie das von mir hat: nicht nach außen kommunizieren, sondern in sich selbst aufstauen lassen. Ich hoffe, ich irre mich. Ich versuche, ihr das Gefühl zu geben, dass sie mit mir über alles reden kann und keine Angst haben muss.

So habe ich auch mehrmals mit ihr über die Trennung gesprochen. Ich habe ihr auch – soweit möglich – versucht zu erklären, dass ich krank bin und deshalb einige Wochen im Krankenhaus war. Sie scheint einerseits zu verstehen, andererseits zu verdrängen.

Es zerreißt mir das Herz.

Ich denke an die Zeit vor dem Klinikaufenthalt. Wie war ich als Vater? Mir fallen nur die Situationen ein, in denen ich – fix und fertig – abends im Bett lag, meine Tochter neben mir mit einem Spiel beschäftigt, an dem ich, wenn überhaupt, nur halbherzig teilgenommen habe. Oder Situationen, in denen ich empfindlich und frustriert war und versucht habe, meine Tochter eher zu meiden, weil ich meine Gefühle nicht in ihrer Gegenwart rauslassen wollte.

Die Selbstvorwürfe kommen wieder. Das Gefühl des totalen Versagens verdrängt alles andere an meinem Tisch im Kopf und macht es sich dort gemütlich. Ich muss bei der nächsten Raststätte anhalten. Ich steige aus, stelle mich neben das Auto und rauche eine Zigarette.

Plötzlich klopft es am Fenster.

»Ich habe Hunger, Papa!«

Die Kleine ist aufgewacht. Ich laufe mit ihr Hand in Hand in die Raststätte, sie bekommt eine Brezel.

»Ich habe dich so sehr lieb«, sage ich.

Sie schaut mich mit ihren großen Augen an. »Ich dich auch.«

»Es tut mir so leid.«

»Was denn, Papa?«

»Ach, einfach so.«

Ich schlucke meine Tränen runter.

Bis wir zu Hause sind, habe ich mich wieder beruhigt. Wir spielen im Garten Fußball und Badminton, wir schauen Serien auf dem Tablet, zwischendurch malt sie, während ich zuschaue. Da meine Eltern auch da sind, können sie am späten Nachmittag mit ihr spielen, während ich eine kurze Runde mit dem Rad drehe.

Mein Kopf braucht eine Pause. Als ich zurückkomme, sagt sie ganz stolz einige koreanische Wörter, die sie mit meinen Eltern gelernt und aufgeschrieben hat. Die Kleine nimmt alles soweit gut auf und scheint auch keine Abneigung gegen die koreanische Sprache und Kultur zu haben. Obwohl sie früher nur sehr selten Kontakt zu meinen Eltern und meiner Schwester hatte, wirkt sie weder gehemmt noch schüchtern.

Ich hatte im Laufe meines Lebens Fragen zur Zugehörigkeit. Wie es wohl bei ihr ist?, frage ich mich. Ich muss an eine Szene denken, die schon etwas länger her ist. Damals nahm ich meine Tochter mit, als ich zu einem thailändischen Imbiss fuhr, um Essen für uns mitzunehmen.

Die Damen dort fragten mich: »Wo kommen Sie her? China? Japan?«

Ich antwortete: »Ich komme aus Korea.«

Meine Tochter, damals fünf Jahre alt, daraufhin: »Also ich komme von hier!«

Oder einmal, als sie unvermittelt auf dem Heimweg vom Kindergarten fragte: »Gell, ich bin Halbkoreanerin?«

»Äh … ja, Schatz. Warum fragst du?«

»Die anderen Kinder verstehen das nicht. Ich muss es ihnen erklären!«

Sicherlich liegt es an der rosaroten Brille, die ich als Vater trage, aber ich finde, die Kleine ist überaus intelligent und hat eine gute Beobachtungsgabe. Oft habe ich das Gefühl, dass sie Situationen sehr wohl erfasst hat, obwohl sie für sie in ihrem Alter schwer zu verstehen sind. Insbesondere habe ich das Gefühl, dass sie die Trennung ihrer Eltern samt Konsequenzen durchaus verstanden hat. Meine größte Sorge ist, was all das mit ihr mittel- und langfristig macht. Ich fühle mich hilflos. Sie muss sich nicht nur mit ihrer Herkunft, sondern auch damit auseinandersetzen, dass ihre Eltern nicht mehr zusammen sind. Sie ist hier in Deutschland geboren und aufgewachsen. Trotzdem wird sie immer als »halbe« Ausländerin angesehen werden, allein deshalb, weil man ihr meine Herkunft ansehen kann. Sie hat viel von meinem Aussehen geerbt. Ich frage mich, wie sie damit zurechtkommen wird. Bis jetzt mag sie beide Seiten. Sie kommt in beiden Kulturkreisen – zugegeben, es sind sehr kleine Kreise in Form von zwei Familien – soweit klar. Sie ist offen gegenüber koreanischem Essen, der koreanischen Sprache. Wenn sie erwachsen ist, kann dies ein gewichtiger Vorteil in Zeiten der Globalisierung sein. Allerdings weiß ich selbst, wie schwierig es auch werden kann. Ich denke an die Phasen, in denen ich das Koreanische vielleicht nicht bewusst abgelehnt, aber zumindest verdrängt habe. Mir bleibt nichts übrig, als immer ein offenes Ohr zu haben und mit ihr liebevoll darüber zu sprechen, wenn sie es möchte.

Nach dem Abendessen darf sie noch kurz eine Zeichentrickserie schauen, bevor es ins Bett geht. Zum Abschluss schnappt sie sich ein Kinderbuch und drückt es mir in die Hand.

»Liest du mir das vor, Papa?«

Während ich das Buch vorlese, sitzt sie auf meinem Schoß und hört aufmerksam zu. Sie stellt kluge Fragen, ich unterbreche immer wieder kurz, um mit ihr darüber zu reden. Als sie merklich müde wird, schicke ich sie ins Bett.

Später liege ich in meinem Bett und denke wieder über all die Fragen nach, die weiter in meinem Kopf schwirren. Meine Tochter ist ein Einzelkind, ihre Eltern aus verschiedenen Ländern haben sich getrennt. Sie sieht »anders« aus. Obendrein ist sie als Frühchen Gleichaltrigen noch immer körperlich unterlegen. Ihr Vater leidet unter Depressionen, auch wenn es inzwischen deutlich besser geworden ist.

Sie hat es nicht leicht und wird es auch nie wirklich leicht haben. Sie braucht mich.

Dieses Kind ist der einzige Mensch, für den ich tatsächlich die Verantwortung trage, zumindest bis sie erwachsen ist. Mein Vater hat mir oft gesagt, dass es sein Ziel war, seinen Kindern die verschiedenen Türen auf dem Lebensweg zu zeigen. Welche Türen sie öffnen und durch welche sie hindurchgehen, sei dann die Entscheidung der Kinder. Das möchte ich für meine Tochter ebenfalls. Ich möchte sie auf ihrem Lebensweg begleiten, ihr die Türen zeigen, ihr sagen, dass nichts auf der Welt so eilig ist, dass man eine hektische Entscheidung treffen muss, und vor allem, dass es nicht schlimm ist, wenn sich mal herausstellt, dass man durch eine falsche Tür gegangen ist. Dass es keine Schande ist, auch mal den Weg ein Stück zurückzugehen.

Um das zu bewerkstelligen, muss ich aber an mir arbeiten. Ich muss lernen, immer besser mit meiner Depression zurechtzukommen. Soweit es mir möglich ist, fitter werden. Nicht nur für die »großen Dinge des Lebens«; es kann nicht sein, dass ich nicht mal in der Lage bin, mit meinem Kind im Garten zu springen und zu rennen. Gesundheitlich geht es glücklicherweise bergauf. Ich muss aber dranbleiben. Wenn ich völlig kaputtgehe, lasse ich sie im Stich.

Einmal habe ich sie schon im Stich gelassen.

Auch wenn ich nicht jeden Tag bei ihr bin, will ich für sie da sein. Es muss einen Weg geben, das zu schaffen. Sie soll die Sicherheit, die Geborgenheit immer spüren können. Sie soll wissen, dass sie jederzeit zu ihrem Papa kann, wenn etwas ist.

An dieser Stelle denke ich: Dieses Kind, dieser kleine Mensch, kann meine Motivation sein.

Plötzlich raschelt es.

Die Kleine klettert in mein Bett, kuschelt sich an mich, legt ihren Kopf auf meinen Arm.

»Ich habe dich so sehr lieb«, flüstere ich, gebe ihr einen Kuss auf ihren Kopf, halte sie ganz fest und lausche so lange still, bis ihre Atmung ruhig und gleichmäßig wird.

Ich passe auf dich auf, mein Kleines, verspreche ich ihr.

Dunkle Phasen kommen und gehen

Langsam lerne ich, dass es mir hilft, den Tag halbwegs durchzustrukturieren. Neben den festen Arbeitszeiten lege ich zumindest einen Zeitrahmen fest, in dem ich esse, musiziere oder Sport treibe. Das geht sogar so weit, dass ich geradezu einen Besprechungstermin mit mir selbst habe. Zeit, nur für mich, ungestört, für diverse zu erledigende Aufgaben. Es geht nicht primär darum, einen einmal aufgestellten Plan strikt einzuhalten – die einzelnen Blöcke können jederzeit verschoben oder miteinander getauscht werden. Während ich mir selbst also eine gewisse Flexibilität zugestehe, gibt mir ein solcher Plan die nötige Grundsicherheit, um nicht unter Druck zu geraten. Er wird zum Fundament meines Alltags.

Zusätzlich notiere ich auf Papier oder Whiteboard die wichtigsten Punkte, die zu erledigen sind, sowohl im Beruflichen als auch im Privaten. Es geht hierbei weniger darum, sich diese Punkte zu merken, dazu brauche ich die Notizen nicht zwingend. Es geht vielmehr um die Visualisierung dieser Punkte. In psychisch instabilen Phasen neige ich schnell zu Überforderung, alles ist mir zu viel, ich traue mir nichts mehr zu, werde handlungsunfähig. Da helfen mir diese Übersichten durch ihre bloße Existenz, durch das Aufschreiben werden die Aufgaben greifbar und weniger bedrohlich.

Das alles sind Werkzeuge, die mir helfen sollen, meinem Alltag eine Struktur zu geben. Die Umsetzung in der Praxis gelingt mir allerdings nicht durchgehend.

Das erste Mal gerät mein neu aufgebautes Konstrukt ins Wanken, als ich etwa vier Wochen nach meiner Rückkehr aus der Klinik den ersten »Rückschlag« erleide.

Es gab vorher keine eindeutigen Anzeichen für einen mentalen Absturz. Im Gegenteil: Ich habe mich im neuen Unternehmen gut eingefunden, die Zusammenarbeit mit den Kollegen läuft gut. Doch nach einem schönen, erholsamen Wochenende ist am Montagmorgen plötzlich nichts von der positiven Energie übrig.

Man sagt ja, man träume grundsätzlich jede Nacht, nur könne man sich nicht immer daran erinnern – daher meinen wir, gar nicht geträumt zu haben. Nach einer an sich nicht auffälligen, »traumlosen« Nacht wache ich um sieben Uhr auf und mein Herz rast. Ich bin schweißgebadet, obwohl es nicht warm ist in meinem Zimmer. Mein Körper ist schwer wie ein Stein. Ich kann meine Glieder nicht bewegen, mein Kopf fühlt sich an, als wäre ich gegen eine Wand gelaufen. Blutdruck und Puls sind spürbar hoch.

Ich habe ein Déjà-vu.

Zunächst bin ich mit der Frage beschäftigt, warum das jetzt passiert. Ich kann keinen Grund oder kein Ereignis erkennen, das diesen Zustand ausgelöst hätte. Deshalb bin ich auch total überrascht, ich werde geradezu von der Realität überrollt. Mir ist es doch besser gegangen! Ich habe jetzt ein sicheres Umfeld, mein Job macht mir Spaß, mit meiner Partnerin läuft es sehr gut.

Also, warum?

Als ich darüber nachdenke, kommt mir ein Gedanke. Irgendetwas ist anders im Vergleich zu damals, als ich ähnlich im Bett gefesselt war. Damals spürte ich Panik, Verzweiflung, Schuldgefühle, Selbsthass. Diesmal spüre ich zwar eine gewisse Ohnmacht und Müdigkeit, aber nicht dieselben Schuldgefühle und den Selbsthass. Ich halte inne und horche in mich hinein.

Ich fühle mich insgesamt schwer, am schwersten fühlen sich Hände und Füße an. Gleichzeitig habe ich keine Kraft in den Armen und Beinen. Mein Oberkörper hingegen fühlt sich eher taub an, mein Kopf warm bis heiß. Es fegt ein Wirbelwind durch meinen Kopf, ich kann keinen Gedanken richtig greifen. In meinem Hirn ist es gerade Herbst. All die (Gedanken-)Blätter fliegen wild umher und lassen sich nicht einfangen. Manche Blätter sind rot, manche gelb, vereinzelt sind auch grüne Blätter dabei. Es ist ansonsten grau, der Himmel ist bewölkt, die Sonne hat sich versteckt.

Aber ich sehe diese bunten Blätter.

Es ist nicht nur grau.

Ich versuche, mich an die Gespräche mit meiner Psychologin in der Klinik zu erinnern. Gefühle zulassen. Es ist okay, dass es auch schlechte, schwere Phasen gibt.

Es ist okay, dass es mir in diesem Moment so geht, wie es mir geht.

Ich arbeite im Homeoffice. Ich habe keinen Druck. Ich kann zunächst in Ruhe beobachten, wie sich diese Phase entwickelt. Wenn alle Stricke reißen, kann ich mich immer noch krankmelden und in Ruhe erholen. Dieser Gedanke beruhigt mich etwas. Nichts geht jetzt verloren. Ich habe Zeit. Es liegt an mir, ob ich mich gedanklich in die Ausweglosigkeit bewege oder mir die Freiheit zur Beobachtung einräume.

Durchatmen.

Mir ist bewusst, dass der Klinikaufenthalt nicht alle Probleme beseitigt hat. Ich habe dort Strategien entwickelt für solche Phasen. Die Depression ist für mich nicht etwas, was gekommen und wieder gegangen ist. Sie ist ein Teil von mir. Es ist okay. Ich muss mich nicht mit der Frage nach dem Warum auseinandersetzen, sondern an das Hier und Jetzt denken. Anders formuliert: Anstatt mich zu fragen, warum ich gerade eine Panikattacke habe, OBWOHL mein Leben derzeit Gründe für eine stabile Psyche liefert, mache ich mir bewusst, DASS mein Leben eben derzeit viele Gründe für eine stabile Psyche liefert. Ich schaue diesmal aus einem anderen Blickwinkel auf mich selbst.

Ich bleibe also in diesem Blättersturm stehen. Ich stehe noch mit beiden Füßen auf dem Boden. Dieses Fundament, das ich während meines Klinikaufenthalts aufgebaut habe, ist weiterhin vorhanden. Noch mehr, auf diesem Fundament wurde bereits ein kleines Häuschen errichtet. Das Dach ist noch nicht ganz fertig, das Wohnzimmer ist noch komplett leer, im Badezimmer fehlt ein Spiegel. Die Sanitäranlagen allerdings sind vorhanden und funktionieren. In der Küche stehen ein Kühlschrank und ein Herd, man kann sich etwas zu essen machen, auch wenn man nach dem Kochen im Stehen essen muss. Im Schlafzimmer steht eine große Matratze, ohne Bettgestell, aber mit dem vorhandenen Holzofen kann man hier übernachten. Der Ausbau dieses »Kopf-Hauses« schreitet langsam voran. Es ist unerheblich, wann dieses Haus komplett fertiggebaut und eingerichtet sein wird. Ich bin schon so weit, dass ich in diesem, in meinem Haus wohnen kann.

Das bedeutet, dass mein Konstrukt nicht ins Wanken gerät, auch wenn einmal ein Sturm darüber hinwegfegt. Der Sturm ist kein Rückschlag, sondern ein Fortschritt. Ich bin von der Depression betroffen und ich habe diese Krankheit noch lange nicht verstanden, aber ich lerne Schritt für Schritt, besser damit umzugehen. Diese kleinen und größeren depressiven Episoden können und werden immer wieder kommen. Der Unterschied zu früher ist, dass ich nun Werkzeuge an der Hand habe, sie zu bearbeiten. Ich nutze diese gefühlte Schwere, um mich im Liegen in einen Ruhezustand zu bringen. Ich achte auf meine Atmung, versuche, meinen Kopf zu leeren, soweit dies mir möglich ist. Nach einigen langsamen, tiefen Atemzügen lächle ich absichtlich beim Ausatmen. Beim Einatmen sage ich zu mir selbst, dass das, was gerade passiert, in Ordnung ist.

Inzwischen ist es halb acht. Dank Homeoffice bin ich immer noch nicht unter Zugzwang. Das hilft sehr. Ich strecke vorsichtig meine Finger, danach meine Arme. Ich mache meine Beine lang und bewege die Zehen. Langsam. Ich trickse mich damit selbst aus: Es sind die Abschlussbewegungen bei der Entspannung nach Haase. Nach etwa fünf Minuten drehe ich mich zur Seite, dann auf den Bauch und ziehe meine Knie zu mir hoch. Ich bleibe dann kurz auf allen vieren, bevor ich mich aufrichte. Noch einmal durchatmen, danach stehe ich auf dem Fußboden.

Geschafft.

Nun folgt die Routine: Zähne putzen, Kaffee aufsetzen, raus in den Garten und in Ruhe eine Zigarette rauchen. Es nervt mich zwar, dass ich dieses Laster einfach nicht loswerde, andererseits ist auch das Rauchen ein Ritual. Die Sonne scheint und ich genieße die warmen Strahlen. Ich gehe langsam zurück ins Haus und setze mich mit frischem Kaffee an meinen Schreibtisch. Es ist kurz vor acht. Der Kaffeeduft gibt mir die Sicherheit wieder. Ich trinke einen Schluck und öffne das Arbeitsprogramm am Notebook. Es kann losgehen.

Die dunklen Phasen kommen und gehen. Manchmal ist es eine besonders stressige Situation oder ein Ereignis, das mich sehr bedrückt und eine kurze depressive Episode auslöst. Oftmals kommt eine solche Episode anlasslos. Die positive Erfahrung aus den ersten depressiven Phasen nach der Rückkehr aus der Klinik jedoch stärken mich und wappnen mich immer besser.

Darüber hinaus ergreife ich weitere Maßnahmen. Ich habe anfangs in meinem Schlafzimmer gearbeitet und festgestellt, dass eine räumliche Trennung zwischen Arbeiten und Leben besser wäre. So richte ich mir ein Büro in einem Kellerraum ein, der genug Licht bekommt, um tagsüber dort arbeiten zu können. Ich plane Urlaubstage und -wochen frühzeitig, damit ich in regelmäßigen Abständen abschalten kann. Und wenn Feierabend ist, ist Feierabend. Keine Arbeit mehr danach, nicht noch mal abends den E-Mail-Posteingang überprüfen. Ich akzeptiere, dass ich nicht so leistungsfähig bin wie andere Menschen. Noch wichtiger jedoch ist die Erkenntnis, dass ich das auch nicht sein muss.

Ich leiste das, was ich kann.

Das ist genug.

Gut genug.

Ich muss es als Marathonlauf sehen. Im Zweifel arbeite ich nicht Vollzeit, wenn ich dafür die Chance habe, bis zum Renteneintrittsalter ohne große Ausfälle arbeiten zu können. Ich bin dankbar, dass mir meine Arbeit Spaß macht und ich jetzt eine Umgebung gefunden habe, in der ich mich nicht nur entfalten, sondern bei Bedarf auch schützen kann.

Ich lerne mich und meine Lebensaufgaben immer noch weiter kennen. Es ist und bleibt spannend. Ich bin optimistisch und dankbar, dass dieser schon längst verloren geglaubte Optimismus zurückgekehrt ist.

Weiter geht's.

Meine Partnerin, ihre Fibromyalgie, meine Depression und ich

»Du kommst mich doch dann auch besuchen, oder?«

»Ach nö, lass mal. Es sind doch nur vier Wochen.«

»Sag mal!«

Diesmal ist Nina dran. Sie tritt eine vierwöchige Therapie in einer Schmerzklinik an, denn sie leidet an Fibromyalgie, einer – Stand jetzt – unheilbaren Krankheit, deren Ursache noch lange nicht erforscht ist. Sie ist definiert durch chronische Schmerzen praktisch am ganzen Körper und wird von Müdigkeit, Schlafstörungen und manchmal Depressionen begleitet.

Ich habe erst einmal keinen Schimmer, was genau diese Krankheit mit einem Menschen macht. Deshalb lese ich mich in das Thema ein und gehe auf Infoveranstaltungen. Ich mache mir Gedanken, nein, Sorgen.

Bis ich den eigentlichen Fehler entdecke.

Ich erwische mich dabei, wie ich wieder in ein altes Muster verfalle. Mich auf jemand anderen fokussieren, mir zu viel Sorgen machen, Probleme, die ich nicht lösen kann, lösen wollen. Meine

Vermeidungsstrategie. So muss ich mich nicht mit mir selbst beschäftigen. Das ist mir gerade während meines Klinikaufenthalts mehr als deutlich geworden. Zur Erinnerung: Warum bin ich überhaupt damals zur Psychotherapeutin gegangen? Genau. Nicht meinetwegen, sondern wegen eines Familienmitglieds. Einerseits ein Glücksfall, dass meine Psychotherapeutin meine Depression gleich erkannte, dies offen ansprach und mir damit die Augen öffnete, andererseits geradezu symptomatisch für mein angeeignetes Verhalten zur Vermeidung.

In der Anfangsphase unserer Beziehung fragte ich Nina oft, ob ich irgendetwas für sie tun kann. Allerdings wusste ich im Grunde bereits die Antwort auf meine Frage. Es gibt nichts, was ich gegen ihre Fibromyalgie tun kann. Ich kann sie nicht heilen. Meine Psyche erwartete aber genau das von mir. Warum? Weil ich grundsätzlich nichts von mir selbst hielt. Ich musste Außergewöhnliches leisten, um Anerkennung zu bekommen, um es mir selbst gegenüber dieser Beziehung rechtfertigen zu können. Es gab aus meiner Sicht keine triftigen Gründe, warum diese Frau sich für mich entschieden hatte. Diese Grundeinstellung beeinflusste alles. Sagte sie, dass sie sich etwas zu trinken holen wolle, sprang ich schon auf. Wenn sie fragte, ob und was wir am Wochenende unternehmen wollen, sagte ich stets, dass wir das machen können, was sie möchte.

»Schatz?«, fragte sie eines Tages, noch lange vor meinem Klinikaufenthalt.

»Ja?«

»Können wir uns darauf einigen, dass ich mich melde, wenn ich deine Unterstützung brauche? Kannst du mir vertrauen, dass alles in Ordnung ist, wenn ich nichts sage?«

Die richtige Frage lautete nicht, ob ich ihr vertrauen kann, sondern ob ich mir vertrauen kann. Den entscheidenden Schritt in die richtige Richtung sollte ich erst nach meinem Klinikaufenthalt machen, aber diese Frage damals hatte einen Denkprozess in Gang gesetzt, den ich durch die Akuttherapie am Chiemsee vollständig aufarbeiten konnte.

Nina musste mir dreimal versichern, dass sie sich daran hält und sich meldet, wenn ich wirklich etwas tun kann. Selbst danach war es ein schwerer Kampf, »entspannt« zu bleiben. Ich wollte ja, dass es ihr besser geht.

Nein.

Ich wollte, dass es ihr durch mich besser geht.

Während meiner Therapie habe ich erkannt, dass ich ihr sehr wohl helfen kann. Allerdings nicht dadurch, dass ich irgendetwas für *sie* tue, sondern indem ich mich um mich selbst kümmere. Bezeichnend für dieses Verhalten war ein Erlebnis beim Training soziale Kompetenz in der Klinik, in dem eines Tages das Thema Egoismus angesprochen wurde. Eine Mitpatientin berichtete, dass sie ständig gegen die Sorge ankämpfen müsse, zu egoistisch zu sein und zu handeln; generell neige sie dazu, andere und deren Bedürfnisse über sich selbst und ihre eigenen zu stellen.

Die Co-Therapeutin zeichnete daraufhin einen langen Strich auf das Flipchart. Am linken Ende schrieb sie »Altruismus«, am rechten Ende »Egoismus«. Sie drehte sich sodann zu uns und fragte, wo wir uns auf dieser Schiene denn lokalisieren würden. Meine Mitpatientin und auch ich verorteten uns weit links, bei Altruismus. Das nicht, weil wir stolz darauf waren, dass wir hilfsbereit sind oder uns etwas hierauf einbildeten, sondern weil eben für uns das Ich nie im Vordergrund stand.

»Dann markieren wir Sie mal hier ganz links«, sagte die Co-Therapeutin, zeichnete ein X fast am linken Ende dieser Schiene und schaute uns dann wieder an: »Und wenn Sie sich jetzt ein wenig in Richtung Egoismus bewegen, wo stehen Sie denn dann?«

Man sah unsere Lichter angehen.

»Ich kenne Sie beide inzwischen ein wenig und kann das mit gutem Wissen und Gewissen sagen. Sie verorten sich momentan tatsächlich an der richtigen Stelle. Sie brauchen keine Angst zu haben, egoistisch im Sinne von ganz weit rechts auf dieser Schiene werden Sie nie werden. Aber Sie können in die Mitte. Da wäre es gut.«

Etwas für mich selbst tun. Klar, das ist auch wirklich etwas, was ich selbst beeinflussen kann. Die zentrale Erkenntnis für mich dabei war aber: So wie ich mir Sorgen um Nina mache, macht sie sich Sorgen um mich. Wenn ich mich also um mich selbst kümmere, mir Gutes tue und sie sieht und spürt, dass es mir besser geht, hilft ihr das mehr, als wenn ich alles andere für sie erledige. Eigentlich ganz einfach, oder?

An diese Übungsstunde und unsere vorangegangenen Gespräche muss ich wieder denken, als Nina Richtung Hopfensee reist. Wie sehr freue ich mich, dass sie diese Schmerztherapie selbst in die Hand genommen und alles organisiert hat, sich Zeit dafür nimmt. Ich bin stolz und mache nun meinerseits die Erfahrung, wie wohl man sich als Partner fühlt, wenn der andere etwas Gutes für sich selbst tut.

Was mir beziehungstechnisch zudem sehr hilft, ist eine andere Erkenntnis, die ich aus den Tanztherapie-Sitzungen gewonnen habe.

Dort wurde folgendes Experiment durchgeführt: Jeweils zwei Patienten schlossen sich zusammen, um zur Musik zu tanzen. Man konnte sich frei bewegen, die Gruppen mussten dabei nicht beieinanderbleiben. Die einzige Aufgabe dabei: Stoppt einer der beiden mittendrin, muss der andere ebenso anhalten. Jeder konnte jederzeit diese Pause einlegen. Meine Therapiepartnerin und ich begannen nah beieinander, entfernten uns jedoch rasch voneinander weg. Wir wollten alles austesten. Wir ließen unseren Blick auch voneinander wegdriften, um zu schauen, was das mit uns macht. Anfangs war eine gewisse Alarmbereitschaft da, weil man es nicht verpassen wollte, wenn der andere stoppte. Nach gewisser Zeit wurde es jedoch entspannter, die Erkenntnis, dass es nicht schlimm ist, wenn man nicht eine Millisekunde später auch anhält, ließ ein spielerisches Vertrauen aufkeimen. Wir machten die Erfahrung, dass man den Partner im Blick haben kann, ohne ihn tatsächlich die ganze Zeit im Blickfeld zu haben. Und, noch viel wichtiger: Es bedarf nicht zwingend der absoluten Nähe, um sich nah zu sein.

Bei einem anderen Experiment sollte man die Bewegungen des anderen spiegeln. Einer gab also die Bewegungen und Schritte vor, der andere zog nach. Auch hier: Anfangs die Sorge, dass man nicht schnell genug nachkommt oder falsch antizipiert. Doch schon bald wich diese Sorge einem entspannten Vertrauen, das den Tanz zu einem Genuss machte.

Diese beiden Übungen brachten mich zum Nachdenken über Beziehung und Vertrauen. Die erste Schlussfolgerung: Es ist möglich, dass sich in einer Beziehung jeder frei entfalten kann. Das mag selbstverständlich klingen, für mich war es aber nicht so. Ich habe mich früher ganz nach meiner Partnerin gerichtet. Weil ich dachte, dass es so sein muss. Vermutlich war dieser Gedanke getragen von Verlustängsten, vom Wunsch nach Kontrolle, vom fehlenden Selbstwert. Es ist aber nicht nur möglich, sondern für mich persönlich sogar zwingend notwendig, dass jeder Einzelne in einer Beziehung genug Zeit und Raum nur für sich hat. Das schließt Vertrauen und Verbundenheit nicht aus, im Gegenteil. Im Idealfall kann es all das sogar verstärken. So wie ich in Bezug auf meine Tochter zu dem Schluss kam, dass ich mich zuvorderst um mich selbst kümmern muss, damit ich überhaupt erst in der Lage bin, auch für sie da zu sein, gilt dies auch in Bezug auf meine Partnerin. Anders gesagt: Wenn meine größte Angst ist, dass ich den Menschen, die ich liebe, zur Last falle, dann sollte ich aktiv dafür sorgen, dass dieser Fall eben nicht eintritt. Selbstverständlichkeiten, die ich lange, lange Zeit nicht gesehen, nicht verstanden habe.

Die zweite Schlussfolgerung: Vertrauen beginnt nicht beim anderen, sondern bei mir. Meine Partnerin kann noch so oft zeigen, dass wir zusammengehören, solange ich nicht in der Lage bin, dies zu sehen, zu fühlen und in mir ankommen zu lassen, wird es schwierig sein. Als Nina mich am Chiemsee besucht hat, ist mir das besonders bewusst geworden. Die Arbeit beginnt bei mir und endet bei mir.

Nach meiner Rückkehr aus der Klinik bin ich entspannter geworden, und das half wiederum uns beiden. Je weniger ich mich mit hypothetischen Gedanken befasste, desto mehr Zeit und Energie hatte ich für die Gegenwart mit ihr.

Nina und ich, wir waren schon immer und sind ein ausgesprochen langweiliges Pärchen. Wir unternehmen wenig, sind meistens zusammen zu Hause. Gleichzeitig haben wir gemeinsam viel »Arbeit«: Wir feilen an unserer Kommunikation, am Gleichgewicht, am Miteinander auf Augenhöhe.

»Du kannst mir wirklich sagen, wenn es dir schlecht geht. So herum ist es besser, als wenn du nichts sagst, es in dich hineinfrisst, und ich weiß nicht, was los ist«, war ein prägender Satz von Nina. Die »Last« war lange selbst meine Last. Niemandem zur Last fallen. In Kombination mit meiner Erziehung, dass man seine Emotionen, vor allem negative, nicht zeigen darf, hat diese Einstellung dazu beigetragen, dass ich depressiv geworden bin.

»Wenn es so einfach wäre, hätte ich es …«

»Ich sprach nicht davon, dass es einfach wird. Ich spreche davon, dass du es schaffen wirst.«

»Deinen Optimismus hätte ich gern.«

»Du wirst es sehen, ich habe recht.«

Sie hatte recht.

Zu Beginn unserer Beziehung habe ich zwar durchaus auch meine Gefühle geäußert, auch mal vor ihr geweint. Ich konnte aber nicht wirklich offen kommunizieren, wenn es um mein Innerstes ging. Nach und nach versuche ich, das, was in mir vor sich geht, möglichst genau zu beschreiben. Dass ich in der Therapie erlernt habe, meine Gefühle zu lokalisieren, hilft hierbei. Im Rückblick muss ich sagen, dass mir viele Dinge aus dem Training soziale Kompetenz sehr geholfen haben und es noch heute tun: Ich habe dort sehr nützliche Dinge gelernt, zum Beispiel auch einmal »Nein« zu sagen oder auch das »Vier-Seiten-Modell« der Kommunikation. Dabei geht es darum, dass eine Aussage oder Nachricht immer unter vier Aspekten betrachtet wird: Sachinhalt, Selbstoffenbarung, Beziehung und Appell – dadurch wird deutlich, auf wie viele unterschiedliche Arten eine Aussage verstanden werden kann. Was wird offenbart? Worum geht es? Was will der Sender der Nachricht vom Empfänger beziehungsweise bei ihm erreichen? In welcher Beziehung stehen diese beiden zueinander? Diese neu gewonnenen Erkenntnisse tragen sehr gut dazu bei, Missverständnisse zu minimieren und zielgerichtet zu kommunizieren.

Ich erzähle Nina heute nicht nur von mir und wie es mir geht, sondern wir sprechen immer noch häufig über meine Erfahrungen aus dem Klinikaufenthalt. Es hatte seine Gründe, warum ich in der Verlängerungswoche in die Schmerzbewältigungsgruppe gegangen bin. Ich wollte verstehen, mehr darüber wissen, wertvolle Tipps mitnehmen, und das nicht aus den Erwartungen heraus, als Angehöriger einer Fibromyalgie-Patientin alles richtig machen zu müssen, sondern weil ich einfach nur ein Teil ihres Lebens sein und sie besser verstehen möchte.

Die vier Wochen vergehen in Windeseile. Je weniger ich von Nina höre oder lese, desto besser – denn das bedeutet, dass sie sich ganz auf sich konzentriert und sich Zeit nimmt für alles. Wir haben das vorab klar besprochen und wir halten uns beide daran. Gegen Ende ihres Klinikaufenthalts fahre ich selbst an den Hopfensee. Aus der ursprünglichen Idee, sie in der Klinik abzuholen, wird ein Mini-Urlaub für mich. Ich reise einige Tage vor dem Ende ihres Klinikaufenthalts an und nehme mir ein kleines Hotelzimmer.

Als ich am Abend des Anreisetages an der Klinik ankomme, habe ich gemischte Gefühle. Die Szenerie am Hopfensee gleicht der am

Chiemsee: die Wellen, die Berge, die wunderbare Natur. Natürlich denke ich an meine Klinikzeit zurück, als ich am Hopfensee im Allgäu ankomme. Es ist nur wenige Monate her und liegt gefühlt doch schon ewig zurück. Ich muss daran denken, wie ich am ersten und am letzten Tag meines Klinikaufenthalts ausgesehen und mich gefühlt habe. Ich frage mich, ob es Nina ähnlich ergeht. Ihre zwischenzeitlichen Rückmeldungen und Fotos waren sehr positiv, sodass ich ein gutes Gefühl habe.

Dieses wird übertroffen, als ich sie erblicke.

Mir kommt eine bildhübsche Frau entgegen (das wusste ich schon vorher), die eine unglaubliche Energie ausstrahlt (das ist neu). Ihre Augen strahlen, sie wirkt entspannt und erholt, und das trotz des straffen Therapieprogramms. Ihr Gang ist aufrechter und gleichzeitig einen kleinen Tick langsamer, gemütlicher. Ich muss kurz schmunzeln, als ich das registriere – genauso war es bei mir auch! Ansonsten erstarre ich – wie bei unserem allerersten Treffen.

Sie bemerkt es und lacht.

Wir fahren das kurze Stück zum Hopfensee und spazieren am Ufer entlang, bevor wir gemeinsam zu Abend essen. Wir sprechen gar nicht so viel miteinander. Ich bin immer noch damit beschäftigt, sie zu beobachten, und auch die subtilen Veränderungen zu registrieren, davon begeistert zu sein. Es hat sich bei uns beiden in den letzten zwei Jahren viel getan, wobei nicht alle Veränderungen sichtbarer Natur sind. Ich bin dankbar, dass sie mich in der vermutlich wichtigsten Phase meines Lebens begleitet.

Am nächsten Tag unternehmen wir einen Ausflug. Es ist Sonntag und Nina hat keine Therapieprogramme.

»Wo wollen wir denn nun hinfahren?«

»Na, rate mal, wohin.«

»Ernsthaft?«

»Du bekommst mich aus Korea, aber nicht Korea aus mir!«

Mit der augenrollenden Nina auf dem Beifahrersitz fahre ich

nach Hohenschwangau, wo das weltberühmte Schloss Neuschwanstein auf einem Felsen thront. Als wir dort ankommen, blicke ich auf die Schilder der Parkplätze. Parkgebühr: acht Euro.

»Was? Parkplatz für acht Euro? Schatz, wir bleiben den ganzen Tag da, egal, was passiert.«

»Du bist so deutsch!«

Wir müssen beide lachen.

Wir spazieren in Richtung Ticketschalter und erfahren dort, dass die nächsten verfügbaren Führungen gegen halb vier stattfinden. Es ist gerade erst zehn Uhr. Wir beschließen kurzerhand, dass wir nicht zwingend ins Schloss Neuschwanstein müssen. Hinauf wollen wir allerdings auf jeden Fall. Draußen warten mehrere Kutschen, um Besucher nach oben zu transportieren.

Wir schauen uns an.

»Das bisschen können wir laufen«, sage ich selbstbewusst und bestimmend.

»Klar«, erwidert Nina ironisch. Ich schaue sie daraufhin missmutig an und sie bricht in Gelächter aus.

Es sind nur knapp eineinhalb Kilometer bis zum Schloss hinauf, allerdings mit erheblicher Steigung. Für den Weg zu Fuß werden circa dreißig bis vierzig Minuten veranschlagt. Wir atmen bereits nach drei Minuten schwer. Wir quengeln leise und fluchen über andere, sportliche Pärchen, die an uns vorbei flott nach oben marschieren. Wir sinnieren darüber, dass das Schloss wohl nicht deshalb auf dem Berg gebaut wurde, damit man den Feind rechtzeitig sieht, sondern damit die Hälfte unterwegs aufgibt – und der Rest kündigt sich frühzeitig durch Schimpfen und Keuchen an. Trotz der Anstrengung lachen wir durchweg. Nach einer Dreiviertelstunde stehen wir endlich oben und orientieren uns.

Nina – 15 Zentimeter größer als ich – schaut mich schelmisch an und fragt unvermittelt: »Schatz?«

»Ja?«

»Kannst du eigentlich über diese Mauer gucken?«

»Orrr!« Andere Menschen schauen schon in unsere Richtung, aber das interessiert uns in diesem Moment nicht.

Es ist so schön, dass sie genauso bescheuert ist wie ich und wir über Kleinigkeiten lachen können.

Das Schloss ist gerade gar nicht mehr wichtig, denn die Aussicht ist trotz des bescheidenen Wetters atemberaubend.

»Weißt du, was ich so großartig finde?«, frage ich Nina.

»Was denn?«

»Noch vor einem Jahr wären wir beide nicht zu Fuß hier oben gewesen. Erstens hätten wir beide es körperlich nicht geschafft – also ich jedenfalls nicht – und zweitens wären wir von vornherein nicht auf die Idee gekommen, dass wir den Weg zu Fuß hochlaufen.«

Nina überlegt kurz. »Das stimmt, wir hätten es nicht einmal probiert«, sagt sie schließlich und nickt.

»Du hast viel geschafft, Nina. Ich bin so stolz auf dich.«

»Du auch, Byung. Wir beide haben viel geschafft. Ich bin so stolz auf dich.«

Stolz. Da ist wieder dieses Wort. Vielleicht wird dieses Wort mein Leben lang große Emotionen in mir auslösen. Inzwischen verbinde ich es jedoch nicht mehr mit Druck. Es ist nicht mehr negativ behaftet. Nina hat mir kräftig dabei geholfen. Ich bin dankbar. Ich sehe ihr in die Augen und tauche in das, in mein Universum ein. Schon wieder taucht die Frage in mir auf: Womit nur habe ich Nina verdient?

Ich lasse die Frage unbeantwortet stehen. Denn ich brauche keine Antwort auf sie.

Der nächste Tag soll ganz mein Tag sein. Auch das habe ich aus der Zeit, als Nina mich am Chiemsee besucht hat, gelernt. Ich habe diesen Tag für mich allein geplant, um die Gegend mit meinem Klapprad zu erkunden. Ich habe keine besonderen Ziele, ich möchte diesen Tag einfach nur in Ruhe genießen. Unterwegs fahre ich an der Klinik vorbei, um Nina ganz kurz zwischen ihren Therapieprogrammen zu sehen. Abgesehen von einem süßen älteren Pärchen aus den Niederlanden, die mich nach dem Weg fragen (ausgerechnet mich mit meinem nicht vorhandenen Orientierungssinn – die Armen!), spreche ich mit niemandem. Dieser Tag braucht keine gesprochenen Worte.

Am nächsten Tag reisen wir bereits ab.

Ich hole Nina nach dem Frühstück ab. Sie wirkt gelöst. Die Koffer werden eingeladen und los geht's. Wir sprechen über ihren Aufenthalt, über ihre Erkenntnisse. Nach einer Stunde wird sie ruhiger.

»Du kannst ruhig schlafen.«

»Aber du hast noch eine lange Fahrt vor dir. Ich muss doch mit aufpassen.«

»Es ist in Ordnung. Ich schaffe das.«

»Wirklich?«

»Wirklich. Wenn ich ernsthaft müde werden sollte, melde ich mich, okay? Ich habe Musik, ich fahre gemütlich ... Schatz?«

Sie ist bereits eingeschlafen. Erst gegen Ende der Fahrt wacht sie wieder auf. Kein Wunder. Ich weiß noch, wie tief ich in der ersten Nacht nach der Abreise vom Chiemsee geschlafen habe. All die Erlebnisse und Eindrücke hatten kräftig in mir gearbeitet und die Psyche beschäftigt, daher die Müdigkeit.

Beim Abendessen sitze ich Nina gegenüber und schaue sie an. Sie ist zwar körperlich müde, aber psychisch erholt.

Ich bin so froh, sie so zu sehen.

Ich höre in mich hinein.

Ich bin zufrieden.

Zufrieden mit dem bisher Erreichten.

Zufrieden mit dem Status quo.

Zufrieden mit mir selbst.

Zufrieden mit uns.

Zufrieden mit dem, was wir gemeinsam erreicht haben.

Ich freue mich auf das, was noch auf uns zukommt.

Ich freue mich auf die guten und schlechten Zeiten.

Ich werde dunkle Phasen haben und auch mal Angst und Sorgen. Aber diese grundsätzliche Angst vor der Zukunft habe ich nicht mehr. Früher dachte ich, ich stünde ganz allein auf einer Hängebrücke und am anderen Ende würden die Seile bald abreißen, sodass ich in die unendliche Tiefe falle. Aber es ist nur der Wind, der mal stürmisch wird. Die Brücke hält. Und ich habe jemanden an meiner Hand. Wir gehen die nächsten Schritte langsam, sorgsam, vor allem gemeinsam. Ich freue mich darauf.

Und ich weiß, dass ich das auch ausstrahle.

Wieder spüre ich einen Impuls.

Ich schaue Nina an. Mit dem gleichen Blick wie damals am Chiemsee.

Sie schaut mich an und lächelt wissend.

Twitter, Therapiebuch, Blog – und nun das Buch

Ich habe mich »verstellt«.

Als ich 2018, etwa ein halbes Jahr vor der Trennung, anfange, Twitter regelmäßig zu nutzen, schreibe ich überwiegend über juristische Themen, aber auch über Privates. Ab und an berichte ich über meine heile Familie und welch großartige Sachen passieren, wie zum Beispiel »Dieses tolle Essen hat meine Frau gekocht!« oder »Meine Tochter hat das gemacht, ich bin so stolz!«.

Ich erfinde dabei nie etwas. Aber es ist nur ein ganz kleiner Teil meines Lebens, den ich da zur Schau stelle.

Es ist ein untauglicher Versuch, mir selbst einzureden, dass mein Leben »schön« sei. Ich nehme schließlich mein Eheversprechen ernst: In guten und schlechten Zeiten, zumal mit einem gemeinsamen Kind, hat man als Paar zusammenzuhalten, egal, was auch immer ist und passiert. Ich will um jeden Preis diese Ehe retten, weil ich darin meine eigene Rettung sehe. Dabei realisiere ich nicht, dass ich nicht die Ehe, sondern mich retten muss, damit überhaupt irgendetwas – bis hin zu meiner eigenen Familie – wieder funktioniert. Die positiven Momente, die es in der schweren Zeit natürlich weiterhin gibt, stelle ich ganz in den Mittelpunkt und feiere diese nach außen hin. Ich verliere kein Wort über meine Depression und meiner Psychotherapie. Über die Streitereien, Schreie und Tränen schweige ich. Das kann ich ohnehin gut: etwas in mich hineinfressen und mich nicht öffnen. Das gehört für mich nicht zu Twitter; ich bin ja noch nicht einmal imstande, selbst meine persönliche Situation vollends zu akzeptieren.

Als die Ehe zerbricht und vor allem als Nina und ich uns näherkommen, muss ich irgendwann eine Entscheidung treffen. Ja, ich mache mir tatsächlich auch Sorgen um meine Außenwirkung. Wie kommt es denn auch rüber, wenn jemand, der quasi noch bis gestern über seine großartige Ehefrau geschrieben hat, plötzlich mit einer anderen Frau, die auch auf Twitter ist, anbandelt? Dafür habe ich binnen kürzester Zeit zu viele wundervolle Menschen auf der Plattform kennengelernt. Ich will diese Menschen, diese Kontakte nicht verlieren, diese Möglichkeit zur Kommunikation nicht verspielen.

Ich hatte Twitter von anderen sozialen Medien getrennt. Dort kannte ich Menschen, die ich im realen Leben nicht kennengelernt hätte – oder anders: Die Menschen, die in meinem privaten Umfeld waren, waren zu 99 Prozent nicht auf Twitter. Die meisten Menschen auf Twitter wussten also nicht, wie ich in Wirklichkeit heiße, wo ich wohne, wo ich arbeite und so weiter. Das macht die

Sache zwar für mich etwas angenehmer, aber ich habe dennoch furchtbare Angst vor einem »Coming-out«. Was ist, wenn sich die Menschen von mir abwenden? Vielleicht ist doch jemand aus meinem Umfeld auf Twitter, der alles weitererzählt?

Doch mir wird klar, dass ich meine Depression und ihre Begleiterscheinungen nicht ewig verschweigen kann. Ja, dass es für mich sogar wichtig ist, mit meiner ganzen Persönlichkeit nach außen zu gehen. Alles, was passiert ist, gehört zu mir. Ich will nicht länger einen Teil von mir abspalten oder verschweigen müssen. Ich habe mich so akzeptiert, wie ich bin – und ich möchte auch von allen anderen so akzeptiert werden, wie ich bin.

Erst einmal stelle ich meinen Account auf »privat«, sodass nur meine Follower meine Tweets lesen können, und ich reduziere die Anzahl der Follower. Es sollen nur diejenigen, die mich schon etwas länger kennen und die auch ich wiederum kenne, lesen können, was ich auf dem Herzen habe. Ich schreibe schließlich über die gescheiterte Ehe und davon, dass ich unter einer Depression leide. Ich rechne damit, dass ich am Ende meinen Account deaktivieren und den sozialen Medien den Rücken kehren werde, weil sich meine Internetfreunde von mir abwenden. Aber es kommt anders, denn eine Last fällt von mir, es ist gewissermaßen eine Befreiung.

Was die Reaktionen betrifft, liege ich daneben.

Sie sind überwältigend.

Viele sind überrascht, was mich wiederum nicht wundert. Ich habe bis dahin nicht ansatzweise etwas von meiner dunklen Seite gezeigt. Ganz wenige folgen mir nicht mehr, aus unterschiedlichen und nachvollziehbaren Gründen: Manche möchten mit den Themen Depression oder Trennung nicht in Berührung kommen, weil diese sie triggern, also negativ beschäftigt. Andere möchten grundsätzlich nur Lustiges auf Twitter lesen und schwere Kost vermeiden. Andere wiederum verlieren schlichtweg das Interesse. Von vielen anderen erfahre ich eine gewaltige Unterstützung durch liebe, aufmunternde Worte. Wieder andere öffnen sich vertraulich, später kommen weitere dazu, die ähnliche Probleme haben.

Es bildet sich eine Art Community, eine Blase, in der wir offen über Depression reden können.

Daneben bleiben mir all diejenigen als Freunde und Kontakte erhalten, die ich bereits kennen- und lieben gelernt hatte. Die Depression ist nicht immer Thema. Wir schreiben und lachen über alltägliche Dinge in unserem Leben. Mit einigen Menschen bildet sich eine besondere Freundschaft im Laufe der Zeit. Es ist erstaunlich: Ich kenne Menschen, die ich noch nie getroffen habe, aber mit denen ich offener und tiefgründiger über die wirklich wichtigen Dinge in meinem Leben reden kann als mit vielen in meinem direkten privaten Umfeld. Vielleicht aber ist es gerade die Distanz, die dies leichter macht. Mir geht es zumindest so: Es gibt Themen, die kann ich nur schwer mit der Familie oder mit »alten« Freunden besprechen, vor allem wenn ich das Gefühl habe, dass sie wenig Verständnis für diese meine Themen und Probleme haben.

Selbstredend treffe ich im Internet nicht nur auf Verständnis. Warum soll es auf Twitter gänzlich anders sein? Die sozialen Medien sind Fluch und Segen zugleich. Ich begegne Menschen, die behaupten, Depression gäbe es nicht. Menschen, die die bekannten Sprüche (»Geh mal mehr raus!«, »Das bildest du dir ein!« und so weiter) bringen. Menschen, denen manches an mir nicht gefällt und die dies deutlich zum Ausdruck bringen. Menschen, die (vermeintliche) Fehler ausschlachten. In fast einhundert Prozent der oben genannten Fälle sind es Menschen, die mich nicht kennen, die nur einen oder ein paar Tweets von mir gelesen haben. Klar, der erste Eindruck kann vieles entscheiden.

Die Depression hat – bei mir persönlich – unter anderem folgende Charakteristika: Der vorherrschende Gedanke ist, dass ich alles falsch mache, ich zu nichts nutze bin, ich allen anderen schade. Insbesondere in nicht stabilen Phasen können solche Gedanken leichter Raum einnehmen und es sich nicht nur in meinem Kopf gemütlich machen, sondern sich auch schön ausbreiten. Passiert also etwas Negatives, und das insbesondere durch Meinungsäußerungen anderer, braucht es manchmal nur wenig, um mein Konstrukt ins Wanken zu bringen. Früher war das im »realen Leben« der Fall, heute passiert es eben (auch) in den sozialen Medien. Das bedeutet also: Es ist für mich jeden Tag eine Herausforderung, im Internet öffentlich zu agieren. Prinzipiell kann jeder alles mitbekommen, die Reichweite ist riesig. Menschen, die mich sehr gut kennen, können genauso mit mir interagieren wie Menschen, die mich nicht kennen beziehungsweise nur das, was ich im sozialen Netzwerk von mir zeige, und die mir im realen Leben nie begegnen würden. Das Risiko, dass jemand – völlig unabhängig davon, ob eine böswillige Absicht vorliegt oder nicht – mich mit Äußerungen aus dem Gleichgewicht bringen kann, ist ständig präsent.

Nicht nur einmal habe ich mich gefragt, warum ich überhaupt in den sozialen Medien unterwegs bin. Es gab ein Leben davor, es kann also auch ein Leben danach geben. Die Antwort darauf ist vielschichtig: Einerseits ist jeder Tag für mich eine Übung und andererseits gibt es, wie bereits erwähnt, die äußerst positiven Effekte, die soziale Medien mit sich bringen. Nur dort begegne ich Menschen, die mir durch Austausch, Aufmunterung und konstruktive Kritik helfen. Menschen, denen ich im realen Leben nie begegnet wäre. Wie sagt man so schön: What a time to be alive!

Wenn es um Kritik – egal ob im realen Leben oder im Internet – geht, mache ich mir selbst immer wieder bewusst, dass die Grenze zwischen sachlicher Kritik und polemischem Angriff beziehungsweise Hetze recht schmal ist. Wie oft habe ich selbst bewusst oder unbewusst diese Grenze überschritten! Und wie weh tut es, wenn ich das Gefühl habe, dass ein anderer Mensch diese meine Grenze überschreitet. Dann ist es von der Tagesform abhängig, wie ich darauf reagiere.

Im Internet wird auch oft der Begriff »Opferrolle« benutzt. Dieser trifft mich persönlich sehr, wenn ich ihn irgendwo lese. Er suggeriert, dass ich mir meinen Zustand selbst ausgesucht habe, ja sogar, dass ich ihn in gewisser Weise sogar genießen würde. Denn: Das, was meine Depression mit mir macht, ist dem, was andere unter »Opferrolle« verstehen, recht ähnlich. Wenn mein Gehirn mal wieder die alte Leier *Ich kann nichts, ich bin zu nichts gut, es passiert immer etwas Schlechtes* spielt. Von hier bis zum »Warum passiert (immer) MIR Schlechtes« ist es nicht weit. Und dann entstehen Situationen, in denen ich an meine Grenzen gelange.

Diese Erfahrungen aber bringen mich am Ende weiter.

Ich stelle mir die folgenden Fragen:

Wem will ich eigentlich was beweisen?

Warum will ich es – mal wieder – jedem recht machen?

Gibt es etwas Wichtigeres, als mit mir selbst im Reinen zu sein?

Es sind am Ende rhetorische Fragen. Vorausgesetzt, ich ignoriere sachliche Kritik nicht. Kritik sollte im Idealfall ein Verhalten und damit den betroffenen Menschen zum Positiven verändern. Es liegt an mir, mich darauf zu konzentrieren. Was das Zulassen und die Auseinandersetzung mit Kritik betrifft, »hilft« mir wiederum die Depression: Ich kann mir sicher sein, dass das passiert. Meine das Leben begleitende selbstkritische Sicht sorgt dafür. So gesehen ist das keine schlechte Sache. Und solange das der Fall ist, kann ich auch entscheiden, was davon ich wie nach außen kommuniziere. Denn ich mache es im Grunde nur mit mir selbst aus.

Mit mir selbst.

Das führt auch dazu, dass ich mich letztlich dazu entscheide, auch über meinen Klinikaufenthalt zu twittern. Im Vorfeld des Aufenthalts habe ich darüber nachgedacht, wie ich meine Erlebnisse und Erkenntnisse am besten konservieren könnte. Ich kam zu dem Schluss, dass dies in Form von Tweets für mich gut geeignet ist. So könnte ich Ereignisse, Gedanken und Gefühle quasi »live« dokumentieren. Ich erfand den Hashtag #Therapanda, bestehend aus »Therapie« und »Panda« (mein Spitzname), damit ich später meine Beiträge schnell wiederfinden kann. Ich wollte, dass ich mich in künftigen dunklen Phasen schnell an das erinnern kann, was ich in der Therapie an die Hand bekommen würde. Ich rechnete zwar zu dem Zeitpunkt nicht ernsthaft damit, aber irgendwo tief im Innern war die Hoffnung da.

Während meines Klinikaufenthaltes habe ich nicht nur unzählige Nachrichten über Twitter, sondern auch Postkarten und Pakete von Twitterern erhalten. Zum Teil von Menschen, die mich noch kein einziges Mal persönlich gesehen haben und mich nur durchs Internet kennen. Einige, wie zum Beispiel Claudia und Bernd, besuchten mich sogar am Chiemsee. Auch darunter waren Menschen, denen ich dort zum ersten Mal begegnete. Jedes erste Aufeinandertreffen fühlte sich wie ein Wiedersehen zwischen guten, alten Freunden an.

Die positiven Vibes hören auch nach dem Klinikaufenthalt nicht auf. Ich erhalte Nachrichten wie zum Beispiel:

»Ich habe mich jahrelang nicht getraut, in eine Akuttherapie zu gehen. Dank dir habe ich den Mut dazu – ich habe mich soeben angemeldet.«

»Ich habe endlich wieder einen Termin bei meinem Psychotherapeuten gemacht.«

»Danke, dass du mich an deinen Erfahrungen teilhaben lässt.«

»Danke dafür, dass dieses Thema sichtbar wird.«

Ich tue etwas für mich, und es hilft auch anderen. Besser kann es doch nicht werden! Auf Twitter ist das Thema Depression deutlich präsenter als im realen Leben und es wird offener damit umgegangen, insbesondere durch Hashtags wie zum Beispiel #notjustsad – und dennoch war meine Entscheidung, offen darüber zu schreiben, offenbar nicht selbstverständlich oder gewöhnlich.

Nach meiner Rückkehr schreibe ich eine kleine Serie über meinen Klinikaufenthalt auf dem Blog, den ich mit Nina gemeinsam betreibe. Dazu entschließe ich mich aufgrund der Empfehlung, die Therapiezeit gewissenhaft nachzuarbeiten. Auch diese Beiträge werden positiv aufgenommen.

Und kurze Zeit später passiert dann noch etwas, womit ich nie gerechnet hätte.

Ich frage auf Twitter scherzhaft in die Runde, welches Buch man gerne von mir lesen würde (»Schriebe ich jemals ein Buch, wer würde es denn wirklich lesen und welches Thema würde am ehesten erwartet?«). Ich hatte als Leseratte zwar schon immer den Traum, eines Tages ein eigenes Buch zu veröffentlichen, allerdings war es eben immer nur ein Traum. Dann bekomme ich eine Nachricht.

»Hallo Byung! Ich habe gerade deinen letzten Tweet gesehen mit der Frage, welches Buch andere gerne von dir lesen möchten. Also, ich würde wahnsinnig gerne überhaupt eines von dir lesen und habe schon länger mit dem Gedanken gespielt, dich anzuschreiben. Ich bin Lektorin in einem Verlag ...«

Mein Herz bleibt kurz stehen.

Wir tauschen uns zunächst über Twitter aus und skypen dann kurze Zeit später. Zunächst traue ich dem Braten nicht, weil ... Warum soll mir so etwas Unerwartetes, Positives passieren? Meine Lektorin – ich weiß nicht, ob sie das geahnt hat – vermittelt mir dennoch ein sicheres Gefühl. Trotz hoher Nervosität schaffe ich es, ehrlich und offen zu sagen, dass es eine unerwartet schöne Gelegenheit für mich wäre, wenn ich über meine Depression und mein Leben schreiben könnte. Ich sage auch, dass ich es verstehen kann, wenn der Verlag zur Einschätzung kommt, dass es nicht für eine Veröffentlichung reicht.

Wir vereinbaren, dass mein Thema im Verlag intern diskutiert wird – und ich verbringe zwei recht schlaflose Nächte.

Ich traue es mir nicht zu, ein ganzes Buch zu schreiben. Zu twittern war einfach, Blogbeiträge zu schreiben war leicht. Aber ein Buch? Als Laie? Nein, das schaffe ich nicht.

Moment.

Warum soll ich das nicht schaffen?

Wie lange will ich mir noch einreden, dass ich dieses und jenes nicht kann?

Was habe ich zu verlieren?

Dann treffe ich den Entschluss und beginne zu schreiben.

Es ist mein Lebensthema. Es spielt am Ende keine Rolle, ob dieses Buch veröffentlicht wird, denn so oder so habe ich etwas geschaffen, das meine Tochter eines Tages lesen kann. Wenn sie so weit ist, um alles zu verstehen. Dinge, die ich ihr jetzt nicht sagen, nicht erklären kann. Warum es zur Trennung ihrer Eltern kam, warum ihr Vater plötzlich weg war und sie ihn nicht mehr jeden Tag sieht. Warum er so verzweifelt, traurig und kraftlos war. Der Gedanke daran, dies für mich und meine Tochter zu tun, beflügelt mich. Das Schreiben erhält einen Sinn, der für mich nicht nur stimmig, sondern wichtig ist. Gründe genug, um dranzubleiben, um niemals abzubrechen, um bis zum Ziel zu kommen.

Mir ist bewusst, dass die letzte Zeit auch für meine Tochter psychische Folgen haben kann. Es kann noch so verständlich erscheinen – ich habe mich für meine eigene Rettung entschieden und habe in diesem Moment meine Tochter hängen lassen. Ich habe ihr sicherlich wehgetan. Das kann ich nicht rückgängig machen, das kann ich nicht wiedergutmachen. Der Schmerz darüber wird bis zum Ende meines Lebens in mir bleiben. Ein Manuskript zu diesem Thema zu schreiben, in der Hoffnung, dass meine Tochter mich eines Tages zumindest ein bisschen verstehen kann, lindert diesen Schmerz ein wenig. Ich erwarte nicht, dass sie mir je verzeiht. Das muss sie auch nicht. Aber sie wird in ihrem Leben mit dieser Last umgehen müssen, mit einem kaputten Vater, der die Familie verlassen hat. Sie wächst in zwei Elternhäusern auf und muss sich schmerzhaften Fragen wie zum Beispiel »Wo ist dein Papa? Warum lebt er woanders?« stellen. Ich hoffe, dass mein Buch ihr dabei ein wenig nützlich sein kann. Vor allem hoffe ich, dass sie nicht nur, aber auch durch dieses Buch lernt, dass das Leben nicht nur Sonnenseiten bereithält, sondern dass die Schattenseiten ebenso dazugehören. Aber vor allem möchte ich, dass sie weiß: Es gibt immer einen Weg. Er mag noch so steinig sein und nicht immer geradeaus verlaufen, aber es gibt diesen Weg. Es lohnt sich, ihn zu gehen.

Anders ausgedrückt möchte ich ihr sagen: Es gibt auch schlechte, schwere Zeiten im Leben. Du darfst verzweifeln, schreien, weinen, traurig sein. Gib dich selbst aber nicht auf. Das Leben ist zu kurz, um aufzugeben. Solange du lebst, geht es immer weiter, irgendwie.

Ich schreibe rasch die ersten Seiten und sende diese an meine Lektorin. Allerdings warte ich nicht auf ihre Reaktion, sondern schreibe gleich weiter. Einigen wenigen Menschen, denen ich zu hundert Prozent vertraue, schicke ich kurze Auszüge von meinen Anfängen und weihe sie in das Projekt ein. Die positiven Reaktionen beflügeln mich zusätzlich. Überhaupt: So fühlt es sich also an, wenn man einen Schritt nach dem anderen in Richtung der Erfüllung eines unerreichbar geglaubten Traums geht. Ich wusste nicht, dass mir das Schreiben so guttut; darüber hinaus kann ich intensiv mein bisheriges Leben und insbesondere die Therapie aufarbeiten. Welch ein wertvolles Geschenk.

Und ein paar Wochen später ist es so weit: Ich halte meinen Autorenvertrag in den Händen! Ich habe bereits mehr als die Hälfte meines Manuskripts geschrieben.

Mit diesem Vertrag wird mir Vertrauen geschenkt.

Mir wird etwas zugetraut.

Tränen des Glücks laufen mir über die Wangen. Ich halte sie nicht auf, ganz im Gegenteil. Emotionen sind da, um erlebt zu werden. So wie ich gelernt habe, die »negativen« Gefühle und Gedanken zuzulassen und ihnen den nötigen Raum in meinem Kopf zu geben, dürfen ebenso die »positiven« Gefühle und Gedanken einen Platz einnehmen.

Ich darf endlich genießen – ohne Vorbehalte und Misstrauen mir selbst gegenüber.

TEIL 6:

MEIN »WERKZEUG«: DAS KLAPPRAD

Aufbruch

Die Tasche ist gepackt, die Reifen aufgepumpt. Die Route ist verinnerlicht, ich bin bereit.

Ich setze mich auf mein 20-Zoll-Klapprad und fahre los.

Seit ich aus der Klinik zurück bin, versuche ich, mich jeden Tag ein wenig zu bewegen. Es gibt oft Tage, an denen ich müde bin, nicht wirklich raus möchte, mich nach dem Arbeitstag nur noch ins Bett legen möchte.

Diesem Impuls habe ich auch das eine oder andere Mal nachgegeben. Oft mache ich keinen Sport und verkrümele mich gleich nach der Arbeit ins Bett.

Die Folge davon spüre ich sofort: Mein psychischer Zustand verschlechtert sich rapide – vom physischen gar nicht zu sprechen.

Also raffe ich mich immer wieder auf. Es spielt keine Rolle, wie viele Kilometer ich dabei zurücklege und wie schnell. Es geht nur um das Ob. Wenn ich körperlich nicht fit bin, dürfen es auch gerne nur fünf Kilometer in dreißig Minuten sein, inklusive einer Pause auf einer Parkbank. Es geht mir nicht in erster Linie darum abzunehmen. Mir geht es nur um den psychischen Aspekt. Das klischeehafte »Frische Luft tut gut« stimmt bei mir tatsächlich. Gerade in Homeoffice-Zeiten ist es für mich wichtig, dass ich mich regelmäßig im Freien, möglichst in der Natur, bewege. Dafür habe ich sehr gute Voraussetzungen. Ich wohne nicht mitten in der Stadt und bin sehr schnell im Wald oder auf den Feldern. Hier ist kaum etwas los. Ich kann in Ruhe mein Tempo gehen oder fahren.

Mit der Zeit habe ich das Klapprad für mich entdeckt. Klein, handlich und herausfordernd. Ich muss ordentlich treten und komme nur langsam vorwärts. So muss ich keine großen Distanzen zurücklegen, um mich auszupowern. Ich kann ziellos durch die Gegend fahren und jederzeit schnell zurück nach Hause.

Diesmal habe ich aber ein Ziel.

Heute geht es um eine Herausforderung.

In der Klinik habe ich erfahren, wie ich mich stetig gesteigert habe. Ich habe Dinge geschafft, von denen ich einige Wochen zuvor noch fest davon überzeugt war, dass ich das niemals schaffen würde. Es war spannend, sich wieder Ziele zu setzen und mich der Herausforderung zu stellen. Diese Art der Lust war zurückgekehrt. Ich hatte Gefallen daran gefunden, mich komplett zu verausgaben.

Ich fahre bis zum Sportplatz. Von dort aus geht es etwa fünf Kilometer lang durch den Wald.

Die Sonne scheint durch die vielen kleinen Lücken zwischen all den Blättern durch. Es ist spektakulär. Der Wind ist heute kaum bemerkbar. Sehr gute Bedingungen. Ich presse meinen Fahrradhelm gegen meinen viel zu großen Kopf und schnalle ihn noch einmal etwas enger.

Bei der allerersten Fahrt mit dem Klapprad war ich nach fünf Kilometern platt, obwohl ich während der Akuttherapie einiges an Ausdauer und Kraft zurückgewonnen habe.

Heute, sieben Wochen später, bin ich durchaus weiter – ich habe mich langsam gesteigert.

Ich atme langsam und tief durch meine Nase und halte meine Geschwindigkeit konstant. Es geht leicht bergab, ein schöner Einstieg für eine längere Tour. Die Luft im Wald ist erfrischend. Die Vögel zwitschern. Diese Teilstrecke durch den Wald verläuft recht gerade. Schon kommen die ersten Gedanken.

Als Erstes kommt der Alltag. All die Aufgaben, die erledigt werden müssen wie zum Beispiel aktuelle Akten. Es heißt ja so schön: Man soll keine Arbeit mit nach Hause nehmen. In Zeiten von Homeoffice ist das doppelt schwer. Ich schiebe diese Gedanken zur Seite. Heute wird zwar gearbeitet, aber auf einer anderen Ebene.

Ich konzentriere mich wieder mehr auf die Strecke. Sie verläuft immer noch gerade durch den Wald, so kann ich mich auf die zwischen den Blättern durchscheinenden Sonnenstrahlen konzentrieren. Eine Weile fahre ich ohne nennenswerte ablenkende Gedanken. Die Strecke führt aus dem Wald heraus und nun in Richtung Stadtmitte. Ich halte kurz an und checke die Route, bevor ich weiterfahre.

Da Feiertag ist, ist weniger los auf den Straßen. Ich strample mühsam, wenn es über Brücken geht, und atme erleichtert durch, wenn es wieder bergab geht.

Eigentlich ganz einfach, nicht?

Es geht im Leben – zumindest in meinem Leben – nie immer nur bergauf im Sinne von anstrengend. Es geht auch mal bergab. Mal ist das Leben rastlos, mal habe ich ausreichend Zeit und Platz, um mich zu erholen. Ich hätte in der Vergangenheit sicherlich auch viele Möglichkeiten zur Erholung gehabt und dazu, mich um mich selbst zu kümmern. Ich habe sie nur nicht erkannt und dementsprechend nicht genutzt. Aber das ist nicht schlimm, ganz im Gegenteil.

Ich hatte wahnsinnig viel Glück.

Ich komme an einem Einkaufskarree mit vielen Fast-Food-Restaurants vorbei. Ich muss schmunzeln. Früher hätte ich angehalten, mich hingesetzt und etwas gegessen. Überhaupt habe ich viel gegessen, vor allem, um Stress abzubauen. Ich esse immer noch sehr gerne Fast Food, aber ich spüre nicht mehr diesen Zwang, den ich früher hatte.

Mir fällt ein, dass ich mit der gleichen Zahl auf der Waage wie zuvor die Klinik wieder verlassen habe. Und doch bin ich körperlich deutlich anders geworden. Ich habe Muskeln aufgebaut und meine Ernährung angepasst. Nach wie vor esse ich wahnsinnig gern, aber ich merke auch, wie viel es doch ausmacht, dass ich nicht mehr so gestresst esse wie früher. Beim Essen versuche ich, möglichst die Achtsamkeitsübung durchzuführen.

Ich esse, wenn ich esse.

Es klingt so nichtssagend und ist doch so bedeutsam. Wirklich wahrzunehmen, was man da zu sich nimmt; wie das Essen schmeckt; was das Essen bewirkt. Die Geschmacksnerven wieder aktivieren, das Sättigungsgefühl bewusst wahrnehmen. Der Körper sendet entsprechende Signale, ich muss eben auf sie hören. Bin ich beim Essen mit anderen Dingen beschäftigt, kann ich sie nicht wahrnehmen.

Früher habe ich mich tatsächlich fast immer beim Essen mit etwas anderem gleichzeitig beschäftigt. Ich habe oft allein gegessen und deshalb dabei etwas gelesen. Jetzt esse ich, und dann tue ich auch nur das. Ich nehme das Essen deutlich wahr und höre in mich hinein. Wann bin ich satt? Und wenn ich satt bin: Kann ich aufhören? Das konnte ich früher nicht. Ich habe mich buchstäblich vollgefuttert, um mich im Anschluss hinzulegen. Das ist heute anders. Die Freude an der Bewegung ist tatsächlich zurückgekommen, und mit vollem Magen lässt es sich schlecht Fahrrad fahren. Seit ich zurück bin, bin ich möglichst jeden Tag nach dem Abendessen draußen. Es spielt keine Rolle, ob ich fünf, zehn oder zwanzig Kilometer mit dem Klapprad zurücklege oder nur eine Viertelstunde lang spazieren gehe. Ich mache es von der jeweiligen Tagesform abhängig. Entscheidend ist nicht das Was, sondern das Ob. Und siehe da: In diesen sieben Wochen habe ich fast fünf Kilogramm abgenommen, ohne dass ich mich bewusst darum bemüht habe. Die Vorteile liegen auf der Hand: Ich schlafe besser, kann morgens besser aufstehen, habe mehr vom Tag, bin beweglicher und fitter. Es spielt keine große Rolle, was die Waage mir sagt. Um die genaue Zahl geht es mir nicht. Sondern: mehr vom Leben.

Ich lasse mit einem zufriedenen Lächeln den Duft frittierter Kartoffeln und gegrilltem Fleisch hinter mir und setze meine Tour fort.

Bittersüße Erinnerungen

Ich bin inzwischen mitten in Hanau und fahre Richtung Schloss Philippsruhe. Bald bin ich in »meinem« Stadtteil. In Kesselstadt habe ich die ersten fünf Jahre meines Lebens in Deutschland verbracht. Es ist und bleibt meine Heimat, egal, wo ich auch immer lebe und leben werde. All die Erinnerungen aus dieser Zeit, die mich so geprägt haben, werden mich weiter begleiten.

Am Schloss Philippsruhe angekommen, entscheide ich mich spontan, die geplante Route zu verlassen. Stattdessen fahre ich in eine andere Richtung. Nach etwa drei Minuten komme ich an einem großen Parkplatz an.

Hier stand früher Vaters Auto, das immer wieder aufgebrochen wurde. Er hatte nie Wertsachen im Auto gelagert, und es war ein Golf II, Schrott auf Rädern. Selbst ich konnte das Auto mithilfe eines aufgeschnittenen Tennisballs aufschließen – einfach gegen das Schloss drücken und dann dagegenhauen. Schon sprang das Schloss auf und die Tür war offen. Ich muss bei dieser Erinnerung lachen.

Ich fahre über den Parkplatz und dann durch eine schmale Gasse. Am Ende dieser Gasse bleibe ich stehen.

Unsere erste Wohnung.

Immer noch in derselben Farbe, relativ langweilig und auf Funktionalität bedacht. Wir wohnten damals im Erdgeschoss. Ich stelle das Klapprad ab und laufe zur Haustür.

Keiner der Namen ist mir bekannt.

Ich habe gemischte Gefühle, als ich davorstehe. Es hat sich hier all die Jahre kaum etwas verändert. Plötzlich bin ich wieder zehn Jahre alt. Gleich müssten meine ersten Freunde aus den Wohnungen herausstürmen – deutsche, amerikanische, vietnamesische Kinder. Wir würden zum Spielplatz laufen und Tischtennis spielen und zusammen lachen. Wir würden uns keine Sorgen um die Zukunft machen, weil wir gar nicht daran denken. Wir würden uns austoben, bis es dunkel wird, und dann gemeinsam nach Hause laufen. Manchmal würden wir bei einer der Familien gemeinsam zu Abend essen und uns weiter unterhalten, bis uns die besorgten Anrufe der anderen Eltern erreichen und wir endgültig nach Hause gehen.

Fünfundzwanzig Jahre ist das her.

Was die Kinder von damals jetzt wohl machen? Wie es ihnen wohl geht? Welche unterschiedlichen Lebenswege wir wohl jeweils gegangen sind?

Ich schaue mich noch einmal um und drehe eine Runde um das Gebäude.

Auf der Rückseite sehe ich das Fenster. Erdgeschoss, ganz rechts. Die Gardine sieht so aus, als wäre sie all die Jahre nicht ausgetauscht worden. Ich meine, jemanden hinter dieser Gardine zu sehen, stelle aber schnell fest, dass ich mir das einbilde.

Hinter dieser Gardine stand Mutter damals jeden Morgen und schaute hinaus. Sie drehte sich erst um, wenn sie gesehen hatte, dass ich in den Schulbus eingestiegen bin. Voller Sorgen und Gedanken. Mittags stand sie dann erneut an derselben Stelle und war erst wieder beruhigt, wenn sie mich aus dem Bus aussteigen sah.

Mama.

Ich lasse die Emotionen noch eine ganze Weile auf mich einwirken. Es ist bittersüß. Was alles passiert ist. Wohin es mich überall hingezogen hat und was ich alles erlebt habe. »Durchgemacht« hätte ich früher gesagt. Jetzt nicht mehr. »Erlebt« erscheint mir passender.

Es ist eine Achterbahnfahrt gewesen.

Eine durchaus spannende.

Es ist schön, dass ich nun in der Lage bin, auf diese Art und Weise zurückblicken zu können. Gleichzeitig wundere ich mich doch ein wenig, welch andere Sicht auf das Leben ich noch vor zwei Jahren hatte.

Der Wechsel des Blickwinkels.

Es ist doch gewissermaßen eine lange Reise zurück zu mir selbst gewesen. Die Leichtigkeit von früher ist zwar nicht mehr da und wird auch nie wiederkommen, aber mein Gefühlsrucksack ist schon deutlich kleiner geworden als in den Jahren zuvor.

Die ersten zehn Jahre meines Lebens in Korea waren der erste Abschnitt. Die gut behütete Kindheit in einem Stadtteil von Seoul. Ein Spielplatz direkt neben unserem Apartment, die Grundschule zweihundert Meter entfernt. Durchgehend Klassenbester in der Schule, Taekwondo-, Klavier- und Malunterricht. Eine glänzende Perspektive.

Dann der zweite Abschnitt. Ein neues Land. Eine neue Sprache. Eine neue Kultur. Neue Freunde. Höhen und auch Tiefen, die Spuren hinterlassen. Nach außen hin ein scheinbar müheloser Werdegang, während es im Inneren letztlich stürmt. Diese brutale Dissonanz und mein kläglicher Versuch, damit klarzukommen. Identitätskrise. Der zwischenzeitliche Bruch mit meiner Familie und auch mit mir selbst. Depression. Der tiefe Fall. Dann, endlich, an einer Kreuzung auf diesem Lebensweg die richtige Richtung eingeschlagen. Jede Menge Stolpersteine, die ich teilweise selbst in den Weg gelegt habe, übersprungen.

Was im Jahr 1995 mit dem Umzug nach Deutschland begonnen hat, endet nun hier. Es ist der Abschluss meines zweiten Lebensabschnitts. Der dritte Abschnitt beginnt. Ich weiß nicht, wie lange er dauern wird und wohin dieser Lebensweg mich führen wird.

Es wird spannend.

Ich trinke einen Schluck Wasser und schwinge mich wieder aufs Klapprad. Ich fahre genau den Weg entlang, den ich damals an dem Tag des nicht abgestempelten Bustickets zu Fuß zurückgelegt habe, und dann wieder zurück zum Schloss Philippsruhe und schwelge dabei in alten Erinnerungen.

Frieden für die Seele

Nun bin ich wieder auf meiner geplanten Route.

Zu diesem Zeitpunkt habe ich etwa vierzehn Kilometer zurückgelegt. Nun geht es am Main entlang. Das Ziel: Frankfurt-Fechenheim, genauer gesagt, der Arthur-von-Weinberg-Steg. Als ich während der Tourplanung auf Google Maps nach Umkehrmöglichkeiten schaute, hatte ich entdeckt, dass dieser Steg exakt 25 Kilometer von zu Hause entfernt ist. 50 Kilometer als Distanzziel erschien mir als eine schöne, runde Zahl. Wenn ich ihn überquere, kann ich auf der anderen Mainseite wieder zurückradeln und dadurch eine kleine Abwechslung in die Tour bringen.

Das Wetter meint es sehr gut mit mir heute. Die Kehrseite der Medaille: Es sind zahlreiche Menschen unterwegs. Ich werde von vielen Radfahrern überholt. Ich versuche, darauf zu achten, möglichst immer am Wegesrand zu fahren. Ich kann mit dem Klapprad nicht schneller fahren, selbst wenn ich wollte.

Aber ich will gar nicht schneller fahren.

Ich möchte lieber am Ende des Tages ankommen.

Mein Körper sendet die ersten Signale.

Es beginnt in den Füßen. Ich spüre leichte Stiche in den Fußsohlen. Später macht es sich an den Oberschenkeln bemerkbar. Dann beginnt es im Rücken etwas zu ziehen.

Das kommt mir ziemlich bekannt vor.

Mir geht es weniger um den inneren Schweinehund und dieses klischeehafte »Grenzen überschreiten«. Testen, wie viel ich schaffen kann? Ja. Herausfinden, wo meine Grenzen liegen? Ja. Sie mit aller Macht überschreiten? Nein. Ich bin heute jederzeit bereit abzubrechen, wenn es nicht mehr geht. Ich kann mich an jeder beliebigen Stelle abholen lassen.

Es geht um etwas anderes.

Die körperliche Anstrengung, das habe ich in der Klinik erfahren, lässt meine Psyche mal stumpfer, mal klarer, mal einfach nur ruhiger werden.

Ich fahre, weil ich gegen mich selbst kämpfe.

Fordere ich mich körperlich nicht heraus, hat die Depression ein deutlich leichteres Spiel. Die negativen Gedanken werden schleichend lauter und stärker. Es ist der berühmte Teufelskreis: Ich bin müde und kraftlos, die Dunkelheit kommt an, ich kann dann noch weniger, die Dunkelheit wird stärker und größer, ich bin zu nichts mehr in der Lage.

Deshalb schinde ich mich.

Ab Kilometer 20 bin ich im Autopilot-Modus. Ich habe große Mühen, weiter in die Pedale zu treten. Es geht nur noch darum, stetig Meter für Meter vorwärtszukommen. An die Arbeit, Familie, Sorgen, Fristen oder Finanzen denke ich nicht mehr.

Ich fahre, wenn ich fahre.

Achtsamkeit.

Dann spüre ich auch die Schmerzen weniger. Ich weiß, chemische Reaktionen, Hormone und so weiter. Es ist für mich nicht wichtig. Mir reicht es zu wissen, dass der psychische Teil mit dem physischen Teil Hand in Hand geht.

In meinem Kopf wird es ruhiger.

Wie ein See, der sich beruhigt und nur noch sanfte Wellen schlägt. Frieden für den Kopf, für die Seele. Im Hier und Jetzt bin ich und verweile ich, es spielt keine Rolle, wie schnell ich fahre, wohin ich fahre, wie lange es noch dauern wird.

Vor der Fahrt habe ich noch schnell auf Twitter die Frage gestellt, ob eine 50-Kilometer-Tour mit einem Klapprad eine gute Idee sei. Die Antworten haben mich amüsiert und angespornt. Immer mal wieder, wenn ich eine Pause mache, lese ich die neuen Antworten. Fast die Hälfte der Antworten sind positiv, die andere Hälfte skeptisch.

Ich grinse, als ich das Ortsschild Frankfurt-Fechenheim erblicke. Kurze Zeit später stehe ich auf dem Arthur-von-Weinberg-Steg und schaue auf den Main hinunter. Die Sonne strahlt, der Main ebenso. Es weht eine angenehm frische Brise, die die Hitze erträglicher macht. Nach fünf Minuten schiebe ich das Rad weiter auf die andere Mainseite, finde dort eine Parkbank und mache eine ausgedehnte Pause. Während ich mich mit Brot und Wasser stärke, wundere ich mich, dass ich noch nicht völlig ausgelaugt bin.

Ich habe tatsächlich wieder ordentlich Kraft.

Wie viel doch in den letzten zwei Jahren passiert ist.

Ich hatte innerlich aufgegeben, mein einziges Ziel war, zumindest den Istzustand zu halten, nicht noch weiter abzurutschen.

Meine Familie, meine Träume waren zerbrochen, weg.

Ich war buchstäblich am Boden angelangt.

Ich konnte wieder aufstehen. Ich fiel zwar immer wieder hin, aber ich unternahm die ersten Schritte. Ich schaffte es, mich zu öffnen, mir Hilfe zu holen und die Unterstützung von außen auch anzunehmen, ohne mich dafür schämen zu müssen. Dadurch schaffte ich am Chiemsee den Durchbruch.

Ich bin auch nach dem Klinikaufenthalt nicht wieder in ein Loch gefallen. Ich bin mir selbst gegenüber feinfühliger und sanfter geworden. Ich schaffe es inzwischen, die Signale zu empfangen, die mein Körper und mein Geist mir senden, und entsprechend zu reagieren. Ich fühle mich mit dieser Krankheit deutlich wohler. Ich habe die Depression als Teil von mir akzeptiert, und es fühlt sich gut an. Es ist okay, wenn es mal dunkler ist, und das passiert auch heute noch oft genug. Der große Unterschied zu früher aber ist: Heute weiß ich: Wenn es dunkel ist, wird es früher oder später auch wieder hell.

Hell ist es auch hier auf der Parkbank neben dem Steg. Es wird Zeit, mich wieder auf den Weg zu machen. Ich bin vorher maximal zwanzig Kilometer am Stück unterwegs gewesen. Ich weiß immer noch nicht, ob meine Kraft bis nach Hause reichen wird und wie viele Pausen ich noch benötigen werde.

Ich fahre los. Diesmal also die andere Mainseite, zurück in Richtung Hanau.

Es sind viele Menschen unterwegs, vor allem viele Kinder. Mit Lust und Motivation treten sie kräftig in die Pedale und fahren ihren Eltern oder Großeltern voraus. Ich lächle ihnen zu. Sie lächeln zurück. Einige haben sich am Main niedergelassen und picknicken.

Bei der nächsten Pause fällt mir ein: Heute ist Vatertag.

Die Vaterrolle habe ich bislang nur unzureichend ausgefüllt. Es tut mir furchtbar leid für sie, aber ich muss auf die Beine kommen, damit ich im zweiten Schritt der Vater sein kann, den die Kleine verdient. Auch wenn ich nicht immer in ihrer Nähe bin, soll sie jederzeit sicher sein, dass ich sie liebe. Ich möchte ein guter Vater werden. Ich möchte die Zeit, die ich mit ihr verbringe, intensiv erleben und dabei ganz für sie da sein. Noch wichtiger aber ist mir, dass ich in der Lage bin, sie auf ihrem eigenen Lebensweg zu begleiten. Das, was ich von meinen Eltern gelernt habe, möchte und werde ich weitergeben.

Ich wünsche mir, dass sie selbst vollständig über ihr Leben entscheiden kann. Sie soll sich niemals Gedanken darüber machen müssen, ob ich als ihr Vater etwas gut finde oder nicht. Ich bin mir sicher, ihre Mutter und ich geben ihr das nötige Grundgerüst, den moralischen Kompass mit. Sie soll für sich selbst herausfinden, was sie glücklich macht. Welcher Beruf sie erfüllen würde, welcher Mensch an ihrer Seite der Richtige wäre. Sie soll Fehler machen dürfen und daraus lernen, ohne sich vor Konsequenzen meinerseits fürchten zu müssen. Sie soll in der Lage sein, später als erwachsener Mensch wirklich selbstständig zu leben. Ich möchte sie auf ihrem weiteren Weg wohlwollend begleiten und ihr dabei Ratschläge geben, die ihr helfen, sich ihre eigene Meinung zu bilden.

Sie soll mich in guter Erinnerung behalten können, wenn ich eines Tages nicht mehr da bin. Sie soll in Bezug auf mich nichts bereuen oder vermissen müssen.

Ich setze die Fahrt fort.

Nach etwa weiteren fünf Kilometern muss ich erneut pausieren. Ich merke, wie meine Kraft langsam nachlässt.

Meine Laune bleibt allerdings unverändert gut.

Ich genieße diese Herausforderung. Ich genieße die langsam stärker werdenden Schmerzen, die sauer werdenden Muskeln. Ich genieße vor allem aber, dass ich wahrhaftig achtsam bin. Ich nehme während der Fahrt die Umgebung und meine Atmung wahr und spüre die Reifen auf dem Straßenbelag, die Schweißtropfen, die über mein Gesicht laufen, und den Wind, der sie trocknet.

Ich fahre, indem ich fahre.

Ich bin im Hier und Jetzt.

Ich denke weder an die Vergangenheit noch an die Zukunft.

Es ist wunderschön.

Jetzt sind es nur noch fünf Kilometer. Es geht leicht bergauf durch den Wald. Der Streckenteil, den ich noch am Vormittag zu Beginn dieser Tour genossen habe.

Die letzte Prüfung des Tages.

Ich werde von einer Seniorengruppe überholt. Sie sind mit E-Bikes unterwegs. Überhaupt wurde ich den ganzen Tag über von so vielen Radfahrern überholt.

Wozu bin ich noch fähig?

Schaffe ich einen Endspurt?

Ich trete stärker in die Pedale.

Ich erinnere mich an die letzte Nordic-Walking-Stunde in der Klinik. Durchbeißen. Damals war der Endspurt wütend. Heute ist der Endspurt locker. Welch ein Unterschied. Nach anderthalb Kilometern hole ich die Seniorengruppe ein. Nach drei Kilometern habe ich rund zweihundert Meter Vorsprung. Ich bin derart auf das

Aufschließen und Überholen fokussiert, dass ich vergessen habe, dass es bergauf geht.

Innerlich triumphierend fahre ich aus dem Wald hinaus und bin in meinem Heimatort.

Bei der nächsten Parkbank sacke ich zusammen.

Das gehört nun zu meinem Leben. Ich muss mich in unregelmäßigen Abständen schinden. Ich werde nie wieder so tief in ein Loch fallen wie damals. Das, was notwendig ist, um mich oben zu halten, werde ich mit Genuss unternehmen.

Ich bin so dankbar, dass ich es bis hierher geschafft habe. Nicht nur diese 50 Kilometer, sondern überhaupt in diesem Leben. Es hat mit den 475 Kilometern, als ich an den Chiemsee gefahren bin, begonnen. Etliche Kilometer, überwiegend mit dem Rad, sind dazugekommen. Und es werden noch unzählige dazukommen. Radfahren ist für mich nicht einfach eine gewöhnliche sportliche Betätigung. Letztlich fahre ich, um zu überleben. Die positiven körperlichen Auswirkungen sind schön, sie sind aber Beigaben. Der wahre Sport findet in meinem Kopf statt. Jeder Kilometer, den ich fahre, hält mich an der Oberfläche. Ich fahre überwiegend Touren ohne konkrete Streckenplanung, ich fahre aber nicht ziellos. Das Ziel befindet sich jeden Tag, auf jeder Tour in mir selbst. Die Leere, in der ich mich befand und die auch in mir war, wurde und wird gefüllt – mit Liebe, Mut, Kraft, Neugier, Ausdauer, Energie und Leben.

Nach einer letzten Pause fahre ich langsam nach Hause, durch den Ort, den ich vor fünfzehn Jahren verlassen habe. Es hat sich wenig verändert, und doch ist alles anders geworden. Ich mache noch einen kleinen Schlenker über die Felder, wo sich mehrere Storchennester befinden. Ein Storchenpärchen richtet sein Zuhause, während ein anderes auf der Suche nach Futter oder Nestmaterial ist. Langsam und achtsam staksen sie über die Felder und beobachten in Ruhe. Sie leben im Hier und Jetzt.

Das ist vielleicht die große Lehre, die ich von hier mitnehme.

Die Welt dreht sich auch ohne mich weiter. All meine Sorgen und Ängste spielen letztlich keine Rolle. Ich kann noch so toben und schreien, es ist ein Nichts in diesem unendlichen Universum. Diese Erkenntnis erdet mich immer wieder.

Gleichzeitig kann ich meine Welt ändern. Für mich persönlich haben all die Gefühle und Erlebnisse sehr wohl eine große Bedeutung. Mein Umfeld mag sich nicht verändern; mein Leben, mein Empfinden hingegen sehr wohl.

Ich weiß nicht, wie viel Zeit mir auf dieser Welt noch bleibt.

Ich weiß nicht, was in der Zukunft passieren wird, welche Aufgaben ich zu meistern haben werde.

Ich kann die Vergangenheit nicht mehr ändern.

Ich kann aber beeinflussen, was jetzt in diesem Augenblick passiert. Ich kann beeinflussen, wie ich mich in diesem Augenblick fühle.

Ich weiß nicht, ob alles im Leben einen Sinn und Zweck hat. Ich weiß nicht, ob es so etwas wie Schicksal gibt und gewisse Ereignisse und Entwicklungen vorherbestimmt sind.

Fakt ist: Das, was passiert auf der Welt, kann ich nicht ändern. Ich kann aber selbst entscheiden, wie ich damit umgehe und was ich daraus mache. Vor allem kann ich entscheiden, aus welcher Perspektive ich mein Leben betrachte. In etwa, ob das Glas für mich halb voll oder halb leer ist – nur vielschichtiger.

Ich habe erlebt, wie es sich anfühlt, in einer Sackgasse gelandet zu sein und nicht umkehren zu können. Ich weiß, wie es ist, immer wieder mit dem Kopf gegen eine Wand zu laufen, obwohl ich weiß, dass es grundsätzlich andere Wege gibt. Nun kann ich nachvollziehen, wie es ist, wenn jemand nicht in der Lage ist, nach links oder rechts zu schauen.

Ich habe gelernt, dass es keine Schande ist, fremde Hilfe anzunehmen. Ich habe erlebt, wie Menschen für andere da sind. Ich habe erfahren, wie sich das Blickfeld weiten kann, wie ich lernen konnte, nach links oder rechts zu schauen.

Lange, zu lange, habe ich vor dieser Wand gestanden. Ich bin immer wieder dagegengelaufen, bis ich nicht mehr konnte. Ich hatte mich bereits hingesetzt, mich an die Wand gelehnt und meine Augen geschlossen.

Schließlich habe ich mithilfe der Menschen in meinem Umfeld die Leiter entdeckt, die links in der Ecke lag. Ich habe mich aufgerafft, um diese Leiter aufzustellen und hinaufzuklettern.

Jetzt sehe ich, was sich hinter der Wand befindet.

Es ist ein langer Weg.

Es ist der Weg meines Lebens.

Ich sehe weitere hohe Wände, die diesen Weg versperren. Es sind nicht wenige.

Bei einigen der Wände sehe ich aber bereits von hier aus weitere Details. In einer Wand befindet sich eine Tür. Vor einer anderen steht ein Trampolin.

Ich blicke zurück.

Erst jetzt realisiere ich: All diese Wände gab es in der Vergangenheit auch. Manche nicht so hoch wie die aktuelle Wand. Manche nicht so dick. Einige mit Türen. An einer dieser Türen habe ich den Schlüsselbund stecken lassen. Bei einer habe ich die Leiter zurückgelassen. Stück für Stück habe ich all die Werkzeuge verloren. Diese Werkzeuge existieren nun in meiner Erinnerung an die Vergangenheit.

Ich bin nun über die erste Wand der Zukunft geklettert.

Und ich habe daran gedacht, die Leiter mitzunehmen.

Auf dem weiteren Weg kommt es darauf an, immer gut auf die Werkzeuge zu achten – sowohl auf die bereits bekannten als auch auf mögliche neue, die mir in Zukunft hilfreich sein können. Ich werde welche finden. Wie ich sie wo einsetze, werde ich herausfinden, wenn es so weit ist.

Mein Name ist Byung Jin Park.

Ich bin männlich, Mitte dreißig.

Ich stehe mit beiden Beinen fest im Berufsleben.

Ich bin in Korea geboren und lebe seit nunmehr fünfundzwanzig Jahren in Deutschland. Ich bin inzwischen deutscher Staatsbürger, und das aus Überzeugung.

Ich lebe in einer glücklichen Beziehung und habe eine wundervolle Tochter.

Ich bin depressiv.

Ich war ins Leere gelaufen. Aus dieser Leere fand ich nicht hinaus, diese Leere war umgeben von Hindernissen, die unüberwindbar schienen. Das also ist meine »persönliche« Depression.

Diese Krankheit stellt mir auch heute noch ab und zu ein Bein.

Ich habe meine eigenen Herausforderungen zu meistern.

Die Depression ist Teil meines Lebens, und das ist völlig in Ordnung.

Denn – wenn auch ab und an über Umwege – ich laufe nun nicht mehr ins Leere.

Ich habe einen großen Wunsch

Ich wünsche mir, dass wir über das Thema Depression und andere psychische Erkrankungen offener reden können, ohne Stigma, ohne Scham. Zugegeben, ich konnte dieses Thema selbst nicht greifen, bis ich selbst Betroffener wurde. Ich verstehe daher vollkommen, wenn eine gewisse Unsicherheit und Unkenntnis herrschen. Psychische Einschränkungen werden heute immer noch anders angesehen und behandelt als körperliche Einschränkungen. Ich finde, es ist Zeit, dass sich dieser Umstand ändert.

Dieses Buch ist mein bescheidener Beitrag dazu, indem ich mich öffne und von mir erzähle. Es ist mir nicht leichtgefallen. Ich finde aber, der Versuch ist es wert. Ich gebe zu: Der Gedanke, dass ich in meinem engeren Umfeld, bei den Menschen, die vorher nichts über meine Krankheit wussten, möglicherweise auf Distanz und gar Ablehnung stoßen könnte, schwingt im Hinterkopf munter mit. Auf der anderen Seite möchte ich mich nicht verstecken. Ich möchte mir keine Gedanken darum machen müssen. Ich verletze mit meiner Offenheit schließlich keine anderen Menschen, und wer mehr darüber wissen möchte, kann mit mir kommunizieren.

Ich hatte und habe Glück. Mein Krankheitsverlauf ist vergleichsweise mild. Ich kann darüber sprechen und schreiben. Ich habe das richtige Umfeld – die richtige Familie, den richtigen Arbeitgeber, die richtigen Freunde, die mich alle wundervoll unterstützen. Das ist mir bewusst.

Es liegt mir ferner am Herzen, deutlich zu sagen: Mein Weg ist nicht »der Weg«. Jeder Mensch ist anders, jede psychische Krankheit ist anders. Nicht jedem hilft eine stationäre Akuttherapie, wie sie mir geholfen hat. Manche sind bei einer ambulanten Therapie gut aufgehoben, manchen tut es gut, wie mir, eine Zäsur zu vollziehen und eine komplette Auszeit zu nehmen. Aber es gibt diese verschiedenen Wege. Die Betroffenen brauchen Unterstützung aus ihrem Umfeld. Vielleicht kann ich zum Nachdenken anregen, und möglicherweise kann dieser Beitrag neue Kommunikationswege öffnen. Sowohl für Betroffene als auch für Angehörige und das Umfeld lohnt sich ein offener, ehrlicher Austausch, auch wenn es anstrengend ist.

Ich habe diese schöne Möglichkeit erhalten, zurückzublicken und nicht nur über meine Depression, sondern auch meine Integration in Deutschland reflektieren zu können. Ich habe hier viele wundervolle Menschen kennengelernt. Ich denke zum Beispiel an den Freund, der mich damals zum Handballtraining mitgenommen hat. An meinen Klassenlehrer, der mich in allem unterstützt hat. Ich persönlich vertrete die Auffassung, dass das Miteinander von Menschen unterschiedlicher Herkunft und Kultur gelingen kann, wenn beide Seiten sich mit Neugier und Interesse öffnen. Gerade in der heutigen Zeit, in der der Populismus scheinbar mehr Rückenwind erhält und die Konstruktion von Feindbildern zur Ablenkung von den wirklichen Problemen wieder en vogue ist, kann ich nur appellieren: Wir müssen und können miteinander reden. Auf Deutsch, auf Englisch, auf Türkisch, mit Händen und Füßen. Ich glaube daran, dass das friedliche Miteinander gelingen kann. Auch zu diesem wichtigen Thema hoffe ich, mit diesem Buch etwas beitragen zu können.

Ich bin deutsch und gleichzeitig koreanisch.

Das ist gut so.

Die Depression begleitet mich.

Auch das ist in Ordnung.

Egal, wo ich herkomme oder welche Krankheiten ich habe: Ich bin ein Mensch.

Genauso wie Sie.

Danksagung

어머니,
아버지,
내 동생 여진아.
고맙습니다.
사랑합니다.

Liebe Ariane, danke für deine Initiative und deine wohlwollende, tatkräftige sowie geduldige Begleitung und Unterstützung. Ohne dich gäbe es dieses Buch nicht, zumindest nicht in dieser wunderschönen Form. Es war eine spannende Reise, die mich noch mal einen großen Schritt weitergebracht hat.

Liebe Iris, du hast mir mit zielgerichteten und zugleich empathischen Hinweisen geholfen, den roten Faden und den Spaß nicht zu verlieren. Mit dir und Ariane hatte ich die bestmögliche Unterstützung, die ich mir hätte wünschen können. Danke.

Vielen Dank an das Team vom mvg-Verlag. Sie haben es mir ermöglicht, dass dieser Lebenstraum in Erfüllung gegangen ist.

Mein Dank geht ferner an das gesamte Team Medical Park Chiemseeblick in Bernau am Chiemsee, insbesondere an Frau Sedlbauer, Frau Wege, Herrn Schnitter und Frau Rosenberger, die mir mit ihrer fachlichen Expertise und Herzenswärme nachhaltig geholfen haben, wieder zurück zu mir zu finden. Weiter geht mein Dank an meine Psychotherapeutin Frau Dipl.-Psych. Hanna Monegi für Ihre Idee zum Klinikaufenthalt sowie der immensen fachlichen Unterstützung während der dunkelsten Zeit meines Lebens.

Lieber Richard, du warst mein engster Begleiter am Chiemsee und wir sind uns auch nach unserer gemeinsamen Zeit erhalten geblieben. Obwohl du auf Reha warst und Depression nicht dein Thema war, warst du mir und meiner Geschichte gegenüber von Beginn an aufgeschlossen. Unsere Freundschaft schätze ich sehr. Auch stellvertretend für all die großartigen Menschen, die ich in der Klinik kennenlernen durfte (»Tisch 2« rockt!) – Danke.

Danke an alle, die mich während und vor meiner Klinikzeit begleitet, aufgemuntert und aufgefangen und beim Schreiben dieses Buches unterstützt haben – egal ob nur digital auf Twitter, mit Postkarten und Paketen oder persönlich vor Ort. Ihr, mit denen ich mich während meiner Therapiezeit getroffen habe, habt mir die willkommene und auch notwendige Abwechslung während meiner Arbeit an mir selbst beschert. Ich würde gerne alle einzeln aufzählen, aber dafür bräuchte ich ein weiteres Buch. Fühlt euch alle bitte ganz fest gedrückt.

Liebe Marietta, liebe Astrid, die Unterstützung und Liebe, die ich von euch erhalten habe, ist unbezahlbar. Das vergesse ich nie. Danke für alles. Von Herzen.

Zu guter Letzt:
Du bist wundervoll.
Du bist wunderschön.
Du bist genau richtig.
Du bist meine Rettung.
사랑해.
Danke, Nina.

Über den Autor

Byung Jin Park, Jahrgang 1985, ist Rechtsanwalt und Syndikus. 1995 siedelte er mit seiner Familie aus Südkorea nach Deutschland über. Er bloggt bei nestchenliebe.de und twittert als @herrpandabaer unter anderem zum Thema Depression und offen über seine persönlichen Erfahrungen. Byung Jin Park ist getrennt erziehender Vater einer Tochter und lebt in der Nähe von Hanau am Main.

Twitter: *@herrpandabaer*
Blog: *nestchenliebe.de*
Homepage: *byungjinpark.de*
Discord: Chat-Plattform, erreichbar über den Twitteraccount *@bambuszeit*